[英] 阿曼达·普洛斯（Amanda Prowse）
[英] 桥西亚·哈特利（Josiah Hartley）—— 著
安许心 —— 译

差点消失的桥西

THE BOY BETWEEN

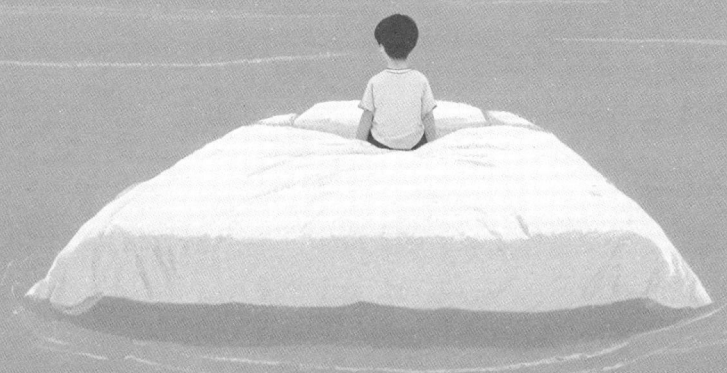

CS 湖南教育出版社
·长沙·

谨此献给所有与抑郁症共处的朋友，献给所有闪过一了百了念头的朋友。我，就是这个故事的最佳脚本——抑郁了生活仍会继续，带着抑郁症也能活下去——尽管，有时你的感受可能并非如此。

别放弃！把心事说出来，写下来，去奔跑，跳舞，诵读，涂鸦，酣睡，流汗，来段瑜伽，或是呆坐着，去公园漫步！随心而行，直到那恶魔不再纠缠你，直到黑暗散尽。

亲爱的朋友，来，跟着我长舒一口气。给自己一点时间，正如我在书中所说，一切都会好起来的。不要轻易在世间抹去你的痕迹！

千万别！

不要让本该期许的美好未来一笔勾销。大千世界，拥有无穷无尽的可能性。慢慢地，你会觉知，有了你的存在，这个世界会变得更美好。当然，这是一条艰险的觉醒之路——可能是你这辈子遇到的最艰难的抗争，然而，你可以做到。

我，做到了。

我，还在做。

我知道，亲爱的，你也可以。

桥西

我想把这本书，

献给所有关怀和深爱着抑郁症和精神疾病患者的人。

你的人生之路也不是一帆风顺，

常常踽踽独行，孤苦无助。

不过，

当你因失败而默默流泪时，

当你迷失方向对着一轮孤月号啕大哭时，

当你充满困惑而答案寥寥时，

当你挨过一个又一个艰难的日子，每天晚上都感觉肌肉紧绷、浑身酸痛时，

亲爱的，

你要记住，

你不是孑然一身。

我们与你同在，

也以这种方式经历痛苦并付出关爱，

尽管时常感觉这是世界上最为孤苦的工作。

我们与你同在，

尽管时常感觉无人理解我们到底经历了什么。

我们与你同在，

尽管时常感觉无人在意……

你不是一个人!

对我们来说,巴勃罗·卡萨尔斯的这句话很贴切:

"对于整个世界来说,你可能只是一个人,

但是对一个人来说,你可能就是整个世界。"

对于我们所关心爱护的人来说,

这往往就是真相。

这是多么艰苦卓绝的重任啊!

但是,天哪,

这又是多么不可思议的恩赐啊!

阿曼达

# 目 录

我曾经身处黑暗与光明的分界 / 1

只要他还在,一切都来得及 / 4

第一章　阿曼达　我遇见生命中挚爱的那一天 / 001

第二章　桥西　我就是那个悬崖边上的男孩 / 007

第三章　阿曼达　幸福才是终点站 / 013

第四章　桥西　"是啊,桥西,你到底哪里不对劲?" / 034

第五章　阿曼达　"世界是属于你的!" / 039

第六章　桥西　跌落深渊 / 047

第七章　阿曼达　摸黑夜行 / 064

第八章　桥西　治疗?填表!! / 073

第九章　　　阿曼达　你去过阿伯丁吗？/ 080

第十章　　　桥西　新起点 / 094

第十一章　　阿曼达　步入正轨 / 105

第十二章　　桥西　一张通往远方的车票 / 115

第十三章　　阿曼达　第六感 / 122

第十四章　　桥西　至暗之日 / 131

第十五章　　阿曼达　至悲之殇 / 147

第十六章　　桥西　这不是我的错！/ 163

第十七章　　阿曼达　"被上天眷顾的男孩" / 174

第十八章　　桥西　圣诞节如期而至 / 184

第十九章　　　阿曼达　彼得与圣诞的一抹红 / 190

第二十章　　　桥西　又是一个新起点 / 199

第二十一章　　阿曼达　岔路口 / 210

第二十二章　　桥西　我又能看见色彩了 / 228

第二十三章　　阿曼达　最艰难的对话 / 241

第二十四章　　桥西　通往幸福的漫漫长路 / 257

**作者致谢** / 272

**译后记：一个有力量的社会，允许妈妈们的无力** / 274

# 我曾经身处黑暗与光明的分界
桥西

　　做出结束生命这个决定对我来说很容易。你可能想象，对这样的终极事件，我会无比纠结，但根本就没有。当我已经断定悄悄离开这个世界对我来说大概是最好的事情时，我已经丧失了深入考虑任何事情或任何人的能力。我的理智世界已然崩塌，我的现实世界已然扭曲。我并不悲伤，而是彻底地麻木，无休无止。我感到筋疲力尽，一想到余生都要堕入没有尽头的、循环往复的绝望黑洞，我就无法承受。人生还有什么意义呢？

　　那天，我从习以为常的精神迷雾中睁开眼。所有的念头都是黏滞和混沌的，理性思考彻底停摆。那一定是个白天，阳光星星点点地从我一贯紧闭的百叶窗里漏进来。几个星期前，望着窗外的蓝天不啻是一种享受，可以打破一整天的单调无聊，但一切都是过去式了。时间失去了所有意义：我可以在那个房间里的任何一处，连续五天乃至三周，每天昏睡18个小时，另外6个小时就在恍惚的阴霾中盯着天花板愣神。我的床变成了一叶孤岛。它偶然停驻在英国的一个中等城市，但它的隔离和孤寂，就像漂流在南太平洋上。我偶尔会离开孤岛去喝口水、扒口饭、如个厕，但最近连口渴都无法让我起身。从床上挣扎着爬起来，就像从黑洞中逃离一样艰难。我根本越不过穹界，哪怕是全世界最盛情的邀请也没法吸引我离开那个六英尺乘四英尺的方寸之地，那是彼时彼刻我的全部世界。

那时的我对身边环境已经毫无知觉，现在回过头来一想，周遭早已污秽不堪。我病入膏肓时的单身公寓本来是学生的理想之地——一人独享的宽敞空间，置有崭新的家用电器和所有触手可及的舒适设施，可以让我一年都摆烂躺平。然而，木地板上堆积着黏黏糊糊的脏衣服、外卖垃圾……我的床单已经几个月没洗了，时间和我的脑子都不转了，我都想不起最后一次洗澡是什么时候。不过，这都无所谓了，或者说什么都无所谓了。世界的色彩黯淡下来，最后只剩下无尽的灰暗。

时间一点一点从指尖流逝，不知道过了多久，我的情感也一点一点地销蚀，微妙到我都没有注意到，自己成了一具没有情感的行尸走肉。我不再悲伤，我没有任何感觉。能感受到悲伤本身就是一种改观，但很长一段时间我丧失了感觉所有事物的能力。

我打开了药盒子，硫黄的味道扑鼻而来。它们作为"解药"，在我漂泊无根的生命里，成为一种确定无疑的标记。我经常想起那个呆坐在床尾，掌上摊着药片的男孩——一个身处黑暗与光明分界的男孩。我想起他的故事差点在那一天戛然而止。当他的家人讲述一个生命无法承受之重的故事时,一切恍如隔世,那些往事不过是他们生命长河里的一朵浪花。我,就是那个男孩,那不是我的最后一天,但差那么一点,就是我的最后一天。

# 只要他还在，一切都来得及

阿曼达

要诚实地书写关于抑郁症、自杀以及与之相关的所有不愉快的真相是很困难的，很难从中找到积极和希望的面向，因为这是一个黑暗的话题，是大家不愿意碰触的话题，但我们愿意一试。桥西和我想要讲述的是，当精神疾病降临到我们这个普通家庭、跟我们这些普通人"共处"时引发的种种故事。我曾天真地认为精神疾病——令人恐惧、难以捉摸，遑论接纳——过去我觉得那是发生在其他人身上的事情。结果我们就是"其他人"，我们也成了局内人。

桥西的抑郁症已经迫近到他不仅考虑过，甚至计划了何时以及如何结束自己生命的地步——差一点就实现了。这是桥西和我第一次公开谈论他背负的心魔，也是我们一家人经历过的最艰难的事情。主要原因是：作为父母，西蒙和我对如何处理这种情况一无所知，其次是因为精神疾病的治疗并不总是能走向那种清晰、可预测、充满希望的大欢喜结局，从而让人们获得心灵慰藉。这就像我们之所以能够从容应对一件事，是因为心里知道糟糕的状况总有一天会结束——但如果它就是不会结束呢？

我们经常听到这样的安慰——"时间是最好的疗愈者""时间能治愈所有创伤""一切都会过去的"。但是随着儿子的抑郁，我们不得不接受以上所有安慰都失灵的那一刻。这个想法对我们和桥西来说可能是毁灭性的：他可能永远都这么脆弱，这些勉强"凑合"的日子实际上可能就是最好的了。

这是一本我希望我们在人生旅程最低谷时能读到的书，一本我感到世界一片荒芜时能读到的书，一本我切实地质疑曾经所珍视的一切乃至我自己的价值观时触手可及的书。我经常想到，所有像我一样的父母，晚上带着对孩子的愁肠百结入睡，这些缠绕的心结像看不见的丝线一样将我们所有人编织在一起。这个想法让我稍感安慰，因为我们聚在一起会更坚强。如果我们可以一起诉说，生活也会变得更好、更容易一些。夜深人静时，我仍然怀疑曾经认为理所当然的一切——那些构筑我生活的根基——我的育儿方式、我为人处世的能力、我的职业选择，甚至是我的婚姻。我是世界上最糟糕的母亲吗？我的另一个儿子，本，是否无形中受到哥哥的影响？我做了什么让桥西有这样的感觉？我丈夫还能承受多少次我的心神恍惚？当我们的每一个清醒时刻都被桥西的抑郁所劫持，在每一场对话中都有巨石横亘中间等待着绊倒我们时，我们夫妻俩会遭遇什么？我不断质问自己，我写小说这件事是不是太自私了，太过蜗居在自己的小世界里，而生活似乎已经触礁了？我是不是忽略了家人？我们家怎么会变成这样，以后该怎么办？最关键的是，为什么是我们？为什么我们的儿子会陷入这种境地，而我竟然毫无察觉？

我曾经骄傲地认为，我们是那种在餐桌上可以百无禁忌、敞开心扉聊天的家庭；我们是那种会带儿子，桥西和本，一起去度假的父母，并且会了解他们的朋友、伙伴以及他们的生活习惯。我以为我已经做得很好了。如果你问起，我会斩钉截铁地，甚至有点得意地说，我比任何人都更了解我的孩子，知道他们的境况。结果到最后，我发现我并不了解，一点也不了解。这对我来说有如晴天霹雳。

这本书从两个方面救赎了我：首先，让我知道我不是独自一人——其他家庭也像盲人夜行一样跌跌撞撞地渡过这个难关。其次，我从历经苦难中收获了智慧，因为当时的我最想知道的是如何最有效地帮助桥西，我多么想当时有人告诉我他做了什么，是如何让境况变得更好的。

桥西的抑郁症犹如雷霆一击，彻底摧毁了我们曾经视作理所当然的一切，对他的深切担忧占据了我所有的念头和本该愉快的活动——担忧如果他了结了自己的生命，我们的世界会变成什么样子？这常常是我脑海中唯一的念头。

如此无休无止。

如此耗竭心力。

写下这一切时，我们不得不重温那些可怕的时刻，那些我们希望遗忘的场景，我不得不再次面对这样一个事实：我的儿子曾经不想活了。重述某些场景无疑是令人心碎的，然而，怪诞的是，当我终于了解到他自杀前的心态时，我反而获得了最大的慰藉。

我一想到桥西在那一刻默默承受着苦痛，孤零零的一个人，唯一的选择就是自杀时，我无法用语言表达我到底有多么绝望、多么自责！我设想过他的各种形象，但成年的他总是哭泣、孤独的样子和那个曾经用大眼睛望着我、伸出双臂寻求安慰的小婴孩形象在我脑海中不断交错重叠。儿时的他，只要一个拥抱和一块饼干就能获得疗愈；他长大后，面临最孤独的时刻，我却不在身边。这对任何爱孩子的父母来说，都是难以接受的。这似乎无声地宣告了我是一个失败的母亲。

然而，桥西关于那一天的描述赐予我一个精妙并有说服力的洞察，消除了我对他的种种迷思，驱散了我起伏不定的情绪，并从中得到了很多安慰。他告诉我，那一刻他感受到的远非我所想象的绝望与悲伤，而是解脱，那种感觉就像一道闪电刺穿了他披戴已久的麻木盔甲。这让我想起了他的孩提时代，当我把哭泣的桥西送到幼儿园，一个小时后我接到老师的电话："他完全没事了！正在玩乐高呢，一点也不难过！你不用担心……"

我记得那时候，在遇到丈夫西蒙之前的八年里，我虽然是个单亲妈妈，但已经摆脱了内心的纠结，带着释然和轻松专注于手头的工作，是的，没有负担，而且很开心。如今我的感觉也是类似的，只是这份释然、放下、感到快乐的体验，都强烈了太多太多。

作为一名作家,一个意想不到的"特权"是,人们会找到我来分享他们自己的故事,许多故事是他们藏在内心深处的经历,对我倾诉就像是卸下了长时间压抑在心中的秘密。其中很多故事都是关于那些自寻短见的亲人,描述的画面也是惊人地相似。一个男人告诉我,他最爱的女人做了最后一顿她最喜欢的晚餐,独自享用,最后只给他留下了厨房的一片狼藉。他现在想象着她细细咀嚼着每一口食物,面带微笑举起了酒杯。这种想象给他带来了莫大的慰藉。另一个人详细描述了他们的儿子去徒步旅行,吹着口哨回到家,在母亲的脸颊上留下了一个温柔的吻。她从儿子选择给予她最后一吻中感到了安慰。对她来说,这似乎很合适,因为她给了他生命中的第一个吻。

还有人基于信任分享了其他自杀的秘密故事,所有这些故事都提到了那些选择离开这个世界的人,或是在情绪和样貌上有所舒展,或者至少是平静地接受。我不会武断地表示我了解这些人或他们所爱的人经历的事情。我不了解,当然,我不可能了解。但我必须说,当桥西说他是以平静坦然的心情面对最糟糕的一刻时,我还是从中得到了很大的安慰。

*平静。*

回归平静,这是一个艰难的过程,为了让他留在我身边,为了让他活着,我会拼尽最后一口气。我根本无法想象一个没有桥西的世界是什么样的,然而这个想法就像手指尖被纸片割伤的微小伤口,持续且尖锐的疼痛提醒我,幸福与和平是我一直希望桥西所拥有的。但代价是什么呢？

我那美好但并不完美的儿子坐在那里，掌心捧着自杀药丸，打算离开我们的生活，从世界上永远消失。

那时，他只有十九岁。

写下这些文字时，我开始了解桥西内心深处的所思所想，我对他的真诚和力量感到无比钦佩——不仅在于他能清晰地描绘最痛苦的经历，我也对他每一天都面临的痛苦挣扎更为了解，怪不得他如此疲惫。通过他的故事和回忆，我也明白了自己育儿方式的不足之处，其中一些让人难以接受。然而，无论多么艰难，这种了解都是必要的，特别是如果我们有万分之一的机会能改变孩子的命运。我们现在的交流更加开放、更加坦诚，有点像撕掉粘得紧紧的创可贴一样：真希望我们很久以前就能明白这个道理，并立即践行。

我认为桥西幸存的原因有两个：一些简单的行动为他争取了宝贵的时间，再就是幸运之神的眷顾。

这本回忆录是由我——阿曼达——桥西那不称职的妈妈，和我的儿子桥西共同书写。这是我竭尽全力（而且常常失败）讲出和做出的恰当之事：在丈夫的支持下，努力帮助儿子活下去，努力实现他的幸福。而桥西，长久以来，只能透过抑郁的阴霾来看待生命，一心想着终结无尽虚空的痛苦。

我们所记录的是从心底流淌出来的两个清晰的声音，从不同的视角描绘了桥西起伏跌宕的人生。我应该告诉你，"不请自来"

的抑郁症仍然在我们家里徘徊，但至少今天，它被束之高阁了。我也应该告诉你，当我在描述桥西抵达"幸福"之地时，或者是西蒙和我坐下来举杯品怀旧日艰难时光的时候，我们并没有敲锣打鼓、得意忘形。

桥西的抑郁也成了我的梦魇，我的心被恐惧掌控。在一些看似平静的时刻，我耳边似乎听到恶魔在猛烈摇晃着锁链，踢打着牢门。我的恐惧有所舒缓，但仍然存在。我仍然害怕做错事或说错话——担心"错事"最终会成为压垮他的最后一根稻草，一个动作或一句话就想让他结束自己的生命。这就像走在刀锋上，两边都是无尽的深渊，而且刀锋还在燃烧，我赤脚走在上面，子弹像雨点一样落下，我快要窒息，有一条愤怒的龙在头顶盘旋，但没有人能听到我的呼救……

写下来很难，大声说出来更难——我的儿子，我那美好的、心爱的男孩，现在已经长成男子汉了，但正遭受着精神疾病的折磨，这意味着至少在某些时候，他宁愿选择死亡。

即使看着纸上的这些文字，对我来说都很荒诞。

*他宁愿选择死亡……*

这个想法是怎么入脑入心的？又是如何让他走到想要自杀的地步？

他现在是，且永远都是我生命中的挚爱。这是一段令人心碎、耗竭心力、精神崩溃、筋疲力尽的经历。负面形容词的清单很长。但这并不意味着我会改变成为桥西妈妈的事实，任何事都不会改变。

他是我最大的慰藉,从他第一次被放在我怀里的那一刻就是这样,那时他还是个鼻子扁扁、脸蛋红红的小家伙。在他诞生的那一天,我为他许下了许多愿望,但即使过了一百万年,我也从未想象过我最想祈求的事情竟是我那美好的男孩不要自杀。

但现在我们在这里;这就是真实的生活,不像我的小说,我可以为角色的存在塑造最巧妙和欢悦的情境,但生活不会尽如人意。当然,我们可以说大结局还没到,仍然还有时间,但现在呢?

我认为最诚实的说法是,人生……是不可预料的。

问题在于,人生没有地图、说明书或者指南。我曾经希望有。我曾希望有人告诉我该怎么"修复"他!告诉我到底该怎么做。我想找到那个能解决一切问题的灵丹妙药。但相反,我必须在黑暗中摸索前行,而且大多数时候都是跌跌撞撞。真相是,生活中没有什么比眼睁睁看着自己的孩子受苦受难更残忍的了。这感觉像是角斗场上的致命一击。和桥西一起生活就像坐过山车——但在过去的几年里,高点变得越来越低,低点也更低。我经常在夜深人静的孤独、黑暗时刻,埋在丈夫的怀里泣不成声,床单裹成一团,头发粘在脸上。当我辗转反侧、难以入眠时,我不断对自己说,无论我多么艰难,我们这个家庭有多难,与桥西相比都不值一提。

有些画面并不是那么容易忘记——在某些日子里,他的面孔就像幽灵一样从一个房间游荡到另一个房间,但我尽量不沉湎于这些灰暗的时光。偶尔几天他会笑，他会大笑！那是我耳边最甜美的音乐。这是宽慰，是喜悦，最重要的是，这是希望的声音。那些希望的爆发之音犹如我溺水时紧紧抓住的浮木。

是的，太难了。这句话能引起所有父母的共鸣，实际上，是所有曾经爱过的人的共鸣：桥西的痛苦就是我的痛苦，他的快乐就是我的快乐，如果他想要从地球表面跳下去寻找永恒的平静，那么我唯一确信的是，我的心和灵魂会与他同行。那会留下什么呢？无非就是一个躯壳，一个因失去他而感到无尽虚无之痛苦的躯壳。

我承认，我心心念念的就是怎么阻止桥西做出不可想象的事情，结束他自己的生命。我们正缓慢地、小心翼翼地从这个困境里爬出来，仍然在努力拼凑过去发生了什么，我们是如何走到那个地步的，以及我们接下来该往哪里走。

当我回望过去的六年，感觉就像是我们被一阵旋转的龙卷风迅疾抛向了高空，它以如此巨大的力量撞击我们，以至于我们都来不及喘息或好好计划。它不停地旋转和翻滚，让我们疲惫不堪、筋疲力尽，我们所能做的就是坚持再坚持，紧紧抓住最亲近的人，希望当我们着陆时，如果幸运的话，我们可以全身而退，还能隐约辨认出一起漫步的那片土地。

这就是我们现在的处境，我们几乎完好无损地着陆了，但仍在迷茫中徘徊，是的，还有点困惑地审视着风暴过境带来的灾难景象，尝试找到还可以挽救的东西，并学着不为失去的一切哀悼，而是感激，无比感激，能够再次回到坚实的土地上大口呼吸。我对每一个有桥西在的日子充满着感激，我知道，只要他还在，一切都来得及。

我叫阿曼达，你可以叫我曼迪。我是那个游走在光明与黑暗之间的男孩的母亲，那个努力挣扎着看见生活多么灿烂的男孩的母亲，这就是我的故事。

# 第一章
## 我遇见生命中挚爱的那一天

阿曼达

> 如果我每想你一次就开一朵花,那么我将能永远漫步在花园里。
>
> ——阿尔弗雷德·丁尼生

我时常忆起自己还是单亲妈妈的日子,试图弄清楚我做了什么,以及我本可以做些什么不同的事情,可能给桥西的人生带来不同的结果。有一个特别的日子一直萦绕在我的脑海中,那天我驱车穿过唐斯丘陵,它就像一片宽阔无垠的绿色地毯,给布里斯托尔带来许多生机。清晨时分,在我们去托儿所的路上,桥西坐在副驾驶座用手紧紧地抓着书包,他身着灰色小短裤,袜子拉到膝盖下面,脚上穿着凉鞋,穿着一件印有他那所昂贵学校校徽的运动衫,那高昂的学费负担压得我大多数夜晚都辗转难眠。

我们像往常一样闲聊,无话不谈,从巧克力酱和蜂蜜哪个更好,聊到《虫虫危机》里他最喜欢的角色是谁以及为什么。我随意地问起他长大后想成为什么样的人,他不知所措地望向窗外,接着我提出了自己的想法,希望他……现在我必须羞愧地承认,当时的我期待这些建议在他心中生根发芽,想为他未来辉煌的生活铺平道路。

"你长大后要不要当医生?或者当个艺术家?音乐家呢?"

他沉默了一会儿,目光怔怔地落在车窗外蓝天下倏忽而过的世界,我们缓缓行驶着,他最终转过身来对我说:"当我长大了,我想在唐斯草地上修剪草坪。"

我笑起来,大声笑起来。

"真的吗,桥西?你可以成为任何你想成为的人。你的未来一片光明!你也可以做你想做的任何事,可以当个剧作家,也能当探索太空的宇航员!再想想看,难道你不想攀越高峰,或者当个外科医生,或演奏音乐吗?"

他摇摇头,渴望而坚定地对我说:"不,妈妈。我想我更喜欢在唐斯草地上修剪草坪。"

"为什么?亲爱的,你为什么想割草?"我还从没遇到过一个三岁孩子对长大后的生活不抱有天马行空的幻想的。那该是多么美妙的年岁,梦想还没有被现实所压垮,可以想象自己既是驯狮员又在蛋糕店工作,或者既是船长又是摇滚乐队的著名鼓手,一切皆有可能。为什么不呢?我承认我感到好奇,又有点疑惑,写到这里,我不无尴尬地再次表示,当时我对桥西平平无奇的答案感到些许失望。我现在明白了,这是因为我脑海中对桥西的未来抱有自己的期待，那个未来应该是辉煌的。我希望他高大威猛、才华横溢，张开双臂迎接生活，准备抓住生活赋予的一切机会，好好活着。

桥西将目光转回窗外，凝视着那些皮肤黝黑、面带笑容的男人们，他们驾驶着带有拖车的拖拉机式割草机迎面而来。

"因为他们看起来很开心，妈妈。"

一开始我觉得这个回答很俏皮、很有趣，直到我看着他，他也回望着我，脸上带着如此忧伤的表情，让我一下湿了眼眶。那一刻我意识到，他所追求的远比探索太空的生涯更加玄妙，那就是快乐。

"确实，他们好快乐，桥西。"我不得不承认。"他们看起来真的很开心。"我那冰雪聪明的男孩在稚嫩的年纪就明白的道理，我却花了几十年才醒悟：快乐才是方向。就是了，快乐！如果你拥有了快乐，那么其他的一切都会自然而然地各归其位，其他的事情其实都不那么重要了。我下定决心帮助他实现这个崇高的追求。

在成为母亲之前，我不知道做母亲会是什么样子——谁又会知道呢？我是说，通过观察其他母亲，包括我自己的母亲，我已经学到了一些东西，但这仍然是一件不可思议的事情。这就像阅读如何游泳的书和真正在泳池里扑腾之间的区别。你当然知道可能会发生什么，你可以看图片或者阅读技巧、安全方面的书，即使知道其他人是怎么游的，但那种身体没入水中的美妙感觉，当你的皮肤颤抖、心跳加速、头发漂起来……那种超凡脱俗的体验——一些感觉退下去，另一些感觉涌上来，水流在耳边回响，阳光穿越水层而入，如果你在水下悬浮，感觉就像是完全进入了另一个世界——那是一种只能通过感觉来体验的东西。

做母亲，我想，也是如此。

大自然真是个无上的智者，我敢说，当儿子出生的那一刻——就在那一瞬间——我几乎无法想象没有他的生活。正如人们常说的，一见钟情，如果那不是爱情，也肯定是一种非常像爱情的牵绊和奉献。这种爱带来了一种内在的激情，一种无论付出任何代价都要守护和养育孩子的需要。"随性的曼迪"发现了自己性格的另一面：有生以来我第一次知道，为了保护我的孩子不受任何伤害，我愿意付出生命。仅仅是想到他可能受伤害，就足以让我的心跳加速、肠胃紧缩，准备好随时扑向敌人。

在我怀孕还比较轻松愉快的时刻，在我做着白日梦想象宝宝安然无恙地躺在子宫里，一切似乎都充满可能，而我在完全不知道这个小生命将如何占据我每一个清醒的思绪，以及我做出的每一个决定都会以他为中心时，如果有人问我对未来的设想，我可能会说，和孩子在一起的生活会非常类似GAP（美国服装品牌）服装广告。在广告里，我会穿着温暖的燕麦色衣服，平静地穿过公园，可爱的儿子就陪在我身边。当然，我们会穿着母子牛仔装，他的脖子上搭着一条时髦的条纹围巾。我们会停下来喂喂鸭子，我可能会推着他荡荡秋千，我一边甩动闪亮的头发一边笑着，为能够迅速恢复身材穿上紧身牛仔裤而得意，享受着晴朗的冬日阳光暖暖地照在身上。然后我们一起回家，吃点我早上放进烤箱里的健康可口的食物，之后我会给小宝贝洗澡，把他裹在凯思·金德斯顿牌的羽绒被里，他会在听完睡前故事后饱饱睡上十二个小时。我们会带着微笑醒来，周而复始……他会一天一天快乐、美丽、成功地长大，他会非常爱我，生活无限美好……

要是真这样该多好。

度过桥西的婴儿期原来如此艰难，如果我用火车站来比喻，我只能回忆起自己被困在慢车车厢里，勉力行驶在"筋疲力尽镇"和"我的生活到底怎么了村"之间。至于我那GAP广告的幻想——如果GAP广告商打算请一个穿着沾有婴儿呕吐物的脏兮兮上衣，和松松垮垮的紧身裤，一个月没洗头，因睡眠不足而憔悴不堪、半死不活的模特，那或许还有可能。这个模特一边洗澡一边哭泣，因为她的激素过度活跃，从每个毛孔冒泡和渗漏。因为特别艰难的怀孕和分娩，她早已失去了大笑、咳嗽、打嗝和放屁时不漏尿的能力。我以为只要按照惯例来，一切都会好起来。我是想说，这能有多难呢？那些基本道理我都懂：生产，让他觉得安全和温暖，好好喂奶，给他足够的爱，成为最好的榜样，倾听他，给他自信和自由飞翔的权利，但是，要在他下面铺好安全网，以防他跌落……

我没有想到，他会经常跌落，他的翅膀会折断，而试图让他睁开眼睛独自飞翔竟会是最难的事情。

我为诞下的孩子许了很多愿望,但现在,我可以发自肺腑地说,我根本不在乎他的头衔、职业或一张糟糕试卷上的分数。我所希望的就只是他能找到内心的平静,甚至"快乐"也常常感觉像是奢求。我没有想到,我会在许多个夜晚设法弄清楚如何让桥西留在这个世界,以至于辗转难眠。每当我眼泪决堤的时候,人们鼓励我要坚持下去,安慰我"一切都会好起来的",好吧,我的孩子现在二十三岁了,我会一如既往地等待!

我会开玩笑。

我经常这么做:大笑或者对那些深深刺痛我心灵的事物轻描淡写。不然呢,还有什么其他选择吗?

# 第二章
## 我就是那个悬崖边上的男孩

桥西

> 每个人都有隐秘的伤口，而这个世界一无所知；很多时候我们称一个人冷漠，其实他不过是悲伤。
>
> ——亨利·沃兹沃斯·朗费罗

我叫桥西亚，你可以叫我桥西。我二十三岁了，我就是那个有些时候宁愿在世界上消失的男孩。

这是一件很怪诞的事情，跟你诉说——不管是谁在读这本关于我心灵深处想法的书——我长久以来竭力保守的秘密。

这听起来像件大事。

这确实是件大事。

我很紧张，但我知道如果我不谈论它，我就成了问题的一部分。秘密、污名、禁忌、羞耻和偏见是这种可怕疾病的促成因素，而我们真正需要的，是揭露这个问题其实很普遍，并向罹受其苦的人宣告：他们并不孤单。

我希望有一天，人们能够在街上或在饮水机旁闲聊时说，"我很丧，我抑郁了"，就像谈论感冒或流感一样。但我要提醒大家，与流感不同的是，抑郁症并不会传染。

我希望我的故事有一天能帮到你。

我发现这很让人惊讶——或许用"有趣"来形容会更贴切——我对在这个星球上存在的感受似乎与我遇到的所有人都不同。这是一件自然而然的事，仿佛是与生俱来、与我融为一体的体验。我从来没有对此深究，直到它变成了不仅仅是一种观念，还是一种心态——一种具有破坏力的心态。

我从不对持有不同观点的人妄加评判，也不喜欢别人评判我。我只是无法想象成为别人或过上别人的生活——当我遇到那些活力四射、阳光开朗、信仰坚定，或确信最终一切都会好起来的单纯乐观的人时，他们对我来说就像猜不透的谜。

但我并不忧郁，只是爱沉思。我不是内向，而是较为谨慎。

当其他人仅仅因为"存在"就感到如此快乐时，我凝视着他们，想知道是否只有我觉得整个生命过程简直烂透了。我质疑他们如何能够避免或否认那个唯一的事实：地球上所有人都摆脱不了死亡的宿命。

我想澄清一下，我并不是一个悲戚的人。我很少流泪。有时我想，如果能多流点泪可能会更好一些，至少是一种释放。请别误会我——我并不是每天带着沉重的悲痛醒来。最近我经常感到喜悦，很多很多的喜悦，但如果你把喜悦比作我生命花园里的小草,你不用挖得太深就能发觉草丛下面就是坚硬的绝望岩石。

以这种状态活着真是令人恐惧。这就像在悬崖边上垒起来的家,你知道在某个未知的时间,很可能在你最意想不到的时候,你自己以及构成你世界的一切,你所珍视的一切,都会在一瞬间跌入巨大的深渊。无论事情看起来多么美好,即使在最阳光明媚的日子里,这种邪恶的念头始终在我脑海中盘踞。是的:绝望的基岩。正是这种绝望最近紧紧地裹挟着我,威胁着要吞没我。我几乎要向这种绝望彻底"屈服"了。

抑郁症悄悄地降临了,剥夺了我的"自我",当我清醒地意识到发生了什么时,已经太晚了,我被它紧紧缠住了。

它的掌控如此有力,紧紧地抓住我,蒙上了我的双眼,堵住了我的耳朵。这恐怕就是所谓的地狱吧,如果我相信鬼神之事的话。

很长一段时间里,我只能透过抑郁症的迷雾看待生活,事实上,我所希望的不过是无休止的虚无之痛能够快点结束。

很有趣,对吧?感到抑郁是很普遍的事,我们每天都能听说。从卡车司机到电影明星,从货架整理员到厨师——无人能够幸免,然而它最阴险的把戏,就是让你感觉,好像你是世界上唯一一个遭受这种痛苦的人。不但是唯一一个,由于很快就被这种状态席卷和绑缚,你几乎不可能告诉任何人你的感受——即使你能充分地描述它。

至少对我来说是这种感觉。

它让人孤立无援、痛苦不堪，对我们来说极为不公平，几乎葬送了我们生命中最美好的年华，还剥夺了其他人无数的机会，把他们变成疾病的囚徒。我很感激大家对抑郁症的对话更加包容开放了。我们更懂得如何讨论心理健康问题——最近的一些活动也正在产生影响，特别是"悲惨生活反抗运动"（Campaign Against Living Miserably），他们的"结对成长"（Grow a Pair）活动明确表示，如果你的朋友正在泥淖中挣扎，那开始倾听吧，"有时候你能为一个人做的最勇敢的事情，就是放下一切，包括你的评判——只去倾听就好"。

还有英国独立电视台（ITV）针对心理健康发起的活动"英国，开口聊聊吧"（Britain Get Talking），它倡导英国人通过"开始交谈"拉近家庭成员之间的距离。这项活动还揭露了一个令人不安的事实："自2004年以来，儿童罹患焦虑症和抑郁症的概率提升了48%。但是交谈和倾听可以增强心理健康，所以我们鼓励在家里倾听孩子的故事。"该活动也得到了慈善团体"年轻的心"（Young Minds）和"心灵"（Mind）的支持。

"心灵"团体发起了一些关于心理健康的活动，也是"改变时刻"（Time To Change）节目的合作伙伴，这个活动呼吁我们所有人"重新思考精神疾病"，这是英格兰最宏大的活动，旨在消除有心理健康问题的人所面临的污名和歧视。

这些只是其中一些正在产生影响的活动，但离对抑郁症和自杀的叙事能不带偏见、不带羞耻和尴尬、不加评判地被接受的那一天，我们还有很长的路要走。我这么说，既是作为一个遭受过痛苦的人，也是作为一个曾经评判他人的人。我认为人们仍在学习适应这个新世界，在这个世界中，自杀率不断攀升，而且仍是英国 45 岁以下男性的头号杀手。

我也还在学习，我知道通过与你交流，我会学到很多。你，是我信任并愿意敞开心扉的陌生人。近年来我学到的最宝贵的一课是，最微小的事情往往蕴藏着最伟大的奇迹，那一刻带来的感觉，很像"幸福"。当被抑郁困扰，时间失去所有意义时，任何纾解的时刻，任何给你机会重置、改变人生的希望瞬间，都可能比你想象的更重要。它可能是一脚踏入生、一脚踏入死的关键岔路口。我也学到了，我比自己想象的更加坚强。有时我感觉像是走到了路的尽头，但并没有——我仍然站在这里，就是最好的证明。

**我仍然在这里。**

我也学到了，方向改变没什么大不了的——生命中某个时期发生的事情不必要，也不应该定义你的余生。至少这是我所希望的。意识到我的生命之路还很长，这让我感到宽慰。我想最重要的是，我现在知道，即使我曾感到孤独，但我并不孤单。我知道这一点，是因为那些爱我的人现在仍然在我身边。回顾过去，我现在明白，这种孤独感是抑郁症的一部分，是个阴险十足的把戏。

我也学会了不要看得太远，过度思虑未来潜伏的未知因素，可能是一件可怕又危险的事情。

于是我们在这里碰面了。

我没有放弃,也没有让自己消失,尽管就差那么一步。我知道站在深渊边缘是什么感觉,除了尽快结束那无声无息的永恒虚无,我什么都不在乎。我知道站在那个地方的感觉,就像死神缓缓向绝望的你招手——跳下去吧。

讽刺的是,我知道在那一刻,我只想逃离一切、奔向深渊、拥抱平静,自打我有记忆以来,那是我初次也是唯一一次感到幸福萌动的时刻。

我记得第一次跟妈妈大声说出这一点,她脸上的惊恐毕现。我看见了她的恐惧,并试着解释这并不是她的故事。

这不是她的战斗。

是我的。

# 第三章
## 幸福才是终点站

阿曼达

> 母亲是我们最忠实的朋友,当突如其来的沉重考验降临时,当逆境取代了顺境,当那些在你得意时把酒言欢的朋友,在你失意时弃你而去时,她仍然紧紧抱着我们,用她那慈悲的教诲和劝慰驱散心中的阴霾,让我们的心灵重归平静。
>
> ——华盛顿·欧文

当我还是小女孩时,我从来没有梦想过成为母亲,我也没有洋娃娃,我根本不需要。我妈妈讲过,儿时我们住在逼仄狭窄的房子里时,我的小弟弟们夜里醒来需要喂奶或换尿布,我就会从床上跳起来,穿着Ladybird(英国童装品牌)的尼龙睡衣,光着脚丫子穿过走廊,走进父母的房间,无奈地叹口气,然后我会坐下来抱着小家伙,或者和妈妈聊天,好像这也是我的责任一样。然后妈妈不得不把我们所有人重新哄睡。

家人经常分享的一个故事是,我出现在他们的床尾,怀里抱着八个月大的弟弟,大声宣布说:"他需要换尿布了,这个麻烦鬼!"

当时的我才三岁。

你能想象吗?

一个三岁的小孩在半夜怀抱着婴儿!当然,那是一个育儿健康和安全知识还未被普遍重视的年代,是一个安抚奶嘴会被蘸上威士忌来缓解婴儿的出牙痛的年代,是一个会在牛奶里掺上"婴儿米糊"让婴儿吃饱的年代,是一个妈妈们被告知要让婴儿趴着睡觉的年代。那时,我的三个兄弟和我轮流躺在爸爸宽敞的福特汽车行李架上就开启了长途旅行,我们轮流坐在前排妈妈的腿上(不太宽敞)依偎着她小睡。我们无休止地沿路奔驶,多希望前面有更多平顺的高速公路。是的,我出生在一九七〇年代,一个我们中任何一个人活下来都堪称奇迹的时代。

儿时这种完全裹挟在婴儿世界的经历可能足以让我对成为母亲望而生畏。我想起在很小的时候,大家坐在教室里,老师轮流问我们长大后想成为什么样的人。有人想当女演员,有人想当足球运动员,轮到我时,我简单地回答说我想要写书——这是一个让我在那破败的公立学校——无论老师还是学生都消极怠工和漠不关心的学校——显得鹤立鸡群的抱负。我记得老师向我投以轻蔑的目光——她尖锐、刻薄,微笑的时候也是薄唇紧闭,露出细小的黄牙——仿佛在说:"你?写书?哈哈!"

当我听到一个女孩宣布她长大后想成为一名母亲时,我能听到笑声在整个房间里荡漾;我能想象她脸上惊讶的表情,好像在说,难道不是每个人都这么想吗?

根据现场的笑声来看,我得说显然不是啊,米歇尔同学!

我想我多少受了亲妈的影响,她就像豌豆妈妈弹射豌豆一样,噗噗噗地生孩子。有一段时间,她同时有三个不到五岁的孩子。即使写下这些,也让我感到些微恐慌,让我的输卵管陡然一紧。同时有三个不到五岁的孩子?我的父母在想什么?我的意思是,那时我们的房子连中央供暖系统都没有,但是天哪,我们有"万能"的母亲,她可能有办法不让我们冻死吧。

有趣的是,尽管童年充斥着嘈杂和混乱,但对我们所有人来说都是最好的时光。是的,最好的时光,甚至可以说是神奇的。虽然我父亲刚送走青少年时代,才二十出头,但他并不觉得这种生活令人畏惧或不堪重负。他乐此不疲、忘我无私地工作,白天努力在公司摸爬滚打不断晋升,晚上则在道路修建工作中卖力铲沥青,周末在车道上修理他的福特汽车。他尽全力维持家庭生计,并给予他的家人梦想中的生活。我的妈妈同样年轻,她把我们位于罗姆福德科利尔街的那间橙色砖砌的三室一厅小屋变成了一个温馨的避风港。我现在还能想象得出那个场景,地板上铺满了玩具,我们经常在桌子下用床单搭成的帐篷里吃饭,而那台双桶洗衣机在逼仄的厨房里轰鸣作响,她最爱的摩城(Motown)唱片在一片嘈杂混乱中为我们伴奏。她穿着高腰喇叭牛仔裤跳舞,乌黑发亮的长发披在肩上,两根手指夹着一根香烟停在半空中,嘴里哼哼着至尊乐队(The Supremes)的《追忆往事》(*Reflections*)。我们被悉心爱护和珍视,我对妈妈和爸爸的感觉是美好的,但我想要的是不同的东西——我从小就是个书呆子,对男生一点兴趣也没有;呸!至于婴儿,更让人讨厌!

结果证明,这是好事,因为我的骨盆有先天缺陷,我年轻时经历了大大小小十几场艰难的手术——这意味着我生出孩子的概率很小。在我们家里,我的身体畸形并不是一个大家特别感兴趣的话题,也不是讨论的焦点,就像我们家缺钱、更缺乏空间,或者我的妈妈和爸爸每天晚上因为工作和带孩子而筋疲力尽地一头躺倒在床上一样,都是习以为常的事。并且,受父母的潜移默化,我早就坦然接纳了自己不稳定的骨盆,迈着摇摇摆摆的步伐向前走。毕竟,我是听着"你的常态就是上天安排给你的'正常'"这样的话长大的,这个道理对我来说至今仍然适用。

我记得少女时期让我日渐困扰的就是能否"正常"地走路,我无比希望摆脱那种笨拙不堪的步态。有一次,一名理疗师毫不避忌我在场,直接对我妈妈说:"天哪,她走起路来像只怀孕的鸭子!"我呆立在那里,不太记得妈妈的回应是什么,但我很确定是以"滚"结束!我希望手术能帮助我摆脱摇摆的步态。医生匆忙而尴尬地提到我几乎不可能能生下健康孩子,这并没有让我感到困扰,我当时看着那名满脸轻蔑的医生,还有把我看作小小书虫的爸爸妈妈,未来成为母亲的想法离我如此陌生和遥远,我一点也没放在心上。我更感兴趣的是如何把妈妈的《蕾丝》杂志偷出来,在熄灯后偷偷摸摸躲在被子里用手电筒照着看完,而对可能永远不会有孩子这个事实毫不关心。这个话题像是属于成年人的世界,对我而言既遥远又难以想象。

有趣的是,我如此珍视这生命,这光辉灿烂的生命,全部的一切:每一次咀嚼,每一次小酌,每一声欢笑,每一次深呼吸,每一抹美妙的气味,每一次在海边的时光,每一次仰望天空,每一次与我所爱但终将失去的人互动,每一道皱纹,每一次痛楚,每一个难眠的夜晚;而我的愿望,我最大的愿望是向桥西展示这生活可以有多么美好!但我不能急于求成……

糟糕的教育经历让我大部分雄心壮志都被消磨殆尽,我离开学校时并没有进入任何职业领域的崇高想法,只是努力从事各种不尽人意、报酬低微的工作来支付房租和餐食。无论是实际上还是隐喻意义上,我都在修补生活的裂痕。我把一张海报(如果你想知道的话,是大卫·鲍伊扮演的摇滚偶像齐格)贴在我租的房子里发霉的地方。每天出门工作前,我都要强颜欢笑,涂上厚厚黏黏的草莓味唇膏。每周都要跟上司周旋,躲开他那不怀好意的"咸猪手"、令人作呕的暗示和让人生畏的恐吓,当然,现在的我会以截然不同的方式回应。和大多数人一样,我就像一只渺小的仓鼠在生命之轮上无休止地奔跑,计算着可怜的工时,领着微薄的薪水,勉强应付着账单。周末我会喝廉价的葡萄酒,在伦敦的夜店跳舞到凌晨,我涂了唇膏的嘴唇比被酒溅湿的舞池地板还黏腻一点。我像妈妈一样穿着喇叭裤,长发披肩,只是没有点支烟。然后我会乘坐夜班公交车回家,梦想着有一天过上这样的生活:我可以四处旅行,不用定闹钟,一觉睡到自然醒。

当我二十多岁的时候,不做母亲的想法开始在我心中生根发芽,我开始畅想这样一幅场景:未来我会成为我兄弟孩子在这个世界上最好的姑姑,但可能永远不会有自己的孩子,这也没关系。西米恩、保罗、尼基和我一直都很亲,我知道他们会欢迎我加入他们孩子的生活。我原以为,通过我尚未出生的侄子和侄女,我可以找到满足感,满足我养儿育女的渴望。然而,随着时间的推移,我发现自己对不能生育子女的事实感到悲伤,但我最终还是与之和解了。我从小被教育"没有人能获得所有恩赐",尽管孩子是上天非常大的"恩赐",但我也接受了这个事实——我与孩子这个"恩赐"没有缘分。

我28岁那年,新婚不久便有了身孕。这可不像你想象的那般美好——怀孕本身并不棘手,棘手的是如何保住胎儿。随着时间流逝,我难以置信又小心翼翼地看着自己日渐隆起的腹部,内心愈发惶恐不安,生怕又一次流产(我前后经历多次流产)。但让我惊喜又欣慰的是,这个孩子竟平安地足月降生了。

我并非"讨厌"怀孕,但也绝非那种捧着大肚子、疯狂收集孕期知识,陶醉于自己日渐丰腴的身材,一边兴致勃勃研读专家的育儿著作,一边筹办产前派对的狂热分子。我的状态介于两者之间:为怀孕感到开心,却也不可避免地带着一丝恐慌,为了付房租加倍努力工作，但始终坚信一切终会瓜熟蒂落、水到渠成。毕竟，自人类诞生以来，地球上已有无数女性生过孩子。生个孩子能有多难呢？

现在想来，这些念头真让我发笑。

那时的我是多么天真。

那年一月大雪纷飞，尽管希望渺茫，桥西仍像陨石降落般一头撞进我的世界，摧毁了我的情感防线，将我的生活计划炸得粉碎。坦白说，这简直是场地震！当然，我有九个月的时间去适应这个事实，但我从未真正相信这次怀孕能够修成正果——上天真会赐给我一个孩子——天啊，孩子真的来了。

当我的小男孩"爬"到这个世界时，这几乎是奇迹了，"爬"就是字面意思。桥西是通过剖宫产生出来的，他伸展双臂，举起脑袋，急匆匆地从我身体里出来，投入广阔世界的怀抱。那位接生他的澳大利亚医生将他举起来说："这孩子急着要探索世界呢！"

我和整个医疗团队都笑了。

我们笑是因为桥西终于平安降生了，笑他的滑稽动作，而我笑是因为我偷天换日了——我本不该成为母亲，但此刻他就在这里，我的儿子：上天赐予我最珍贵的礼物。我感到惶恐，这个小人儿竟是我的责任了——我，那个曾被父母说"连豚鼠都养不活"

的女孩。如今距离他们拒绝我养豚鼠的请求已过去二十年,我却开始担心他们或许是对的。我信心不足,不确定自己是否懂得如何照护一只豚鼠,更别提婴儿了!我完全不知所措。那一刻就像我们渴望已久的事情终于实现时,却突然意识到自己可能无法胜任。

作为一个筋疲力尽、浑身酸痛的新手妈妈——骨头软绵绵的,皮肤被拉扯着,胸部沉得像灌了铅——坦率地说,整个分娩过程让我彻底崩溃。当时我那短命的婚姻正摇摇欲坠,我唯一渴求的只有睡上一会儿和冲个热水澡。我把刚出生的桥西抱在怀里,怯生生地问助产士:"你觉得他什么时候才会打瞌睡?"因为只有他睡着了,我才有机会跟着休息一会儿。我不可能在他醒着时睡着;我不想错过他第一次打量这个新世界的眼神。再说了,我猜他可能对这个世界充满了好奇。

"快了!"助产士咯咯笑着,"他今天也经历了很多,很快就会累的。"

*护士帕梅拉,你算说对了……*

我安心地靠着枕头坐在吱呀作响的病床上,儿子在襁褓中躺在我支起的腿上,眼睛一眨一眨地看着我。毫无疑问,他是我见过最美好的事物——一个充满神秘与奇迹的小生命,长着纽扣般的鼻子、湛蓝的大眼睛,睫毛浓密得让人嫉妒。他的嘴唇像完美的丘比特之弓,小拳头蜷在下巴下面,宛若天使。我被他迷住了,虽然有点害怕,但主要是迷恋。我无比确信,此生再不会有任何事比凝视这个崭新的小家伙更令我幸福。

"生日快乐，小家伙……"我柔声道，"我爱你，很高兴见到你。我是曼迪，你的妈妈，今天是你生命的第一天……你会做很多了不起的事……"

"很多了不起的事……"

我的絮叨在六小时后戛然而止——是的，整整六小时，他终于打了个盹。

桥西从来都不按常理出牌。

那时我就知道，这孩子会走自己的路。这种前景让我既兴奋又恐惧。

我望着他，许愿他健康、快乐，我必须承认，还有成功。那时我的生活很艰难，成功对我而言意味着体面的事业、幸福的家庭，填满了一切美好的事物。如今想起自己曾为儿子祈求物质上的成功，我哭笑不得——这些年，我的愿望早已改变。

我们给他取名桥西亚（Josiah），以此纪念我深爱的祖父，简称为桥西（Josh）。

我之前提到的那段婚姻的确触礁了，从失败婚姻的残骸中挣扎出来后，我成了单亲妈妈，而桥西才刚学会走路。我二十四小时不停歇地拼命工作，有时同时打三四份工：打扫办公室、当餐厅服务员……受父母"努力工作就能实现一切"观念的影响，我决心为儿子树立最好的榜样。由于前夫住在国土的另一端，我父母便帮忙照看桥西。我因为每天不得不离开他而充满愧疚，渴望尽可能多地与他共度珍贵的时光。和许多职场父母一样,夜晚、周末和假期变得无比珍贵:我们在公园里捉虫子、探险、野餐,在树林里奔跑、看电影——确切地说,只看一部电影——《虫虫危机》。直到二十年后,我仍能背出整部电影的台词!

我们过着平凡而幸福的小日子。

幸福的小日子。

桥西从小就对世界充满好奇,而我对太空旅行和蜘蛛等话题的浅薄知识远不足以满足他的求知欲。他的洞察力既迷人又令人不安。他很容易感到无聊,而不幸的是,我为养家糊口疲于奔命而无暇顾及他——于是我发明了一个巧妙的方法来让他的大脑和手指忙碌起来,那就是让他每天忙于"夹子分拣"的差事。你没听过这个重要差事?让我来解释:我买了一堆彩色晾衣夹,把它们和旧冰激凌盒堆在厨房地板上,然后可怜兮兮地请求桥西帮忙分类。"妈妈太忙了,你能帮我把夹子按颜色分好吗?"这简单的任务能换来半小时的耳根清净——足够我回邮件、洗碗或快速打扫。他会认真地将夹子按颜色分类,并骄傲地展示成果。

"太棒了!桥西,谢谢你,你真是帮了大忙!"

他总因自己"能帮上忙"而雀跃。后来亲朋好友纷纷效仿,奇怪的是这些夹子总在桥西睡前神秘地混成一团……

桥西很聪明,从小就比我智胜一筹。有次我做晚饭时他要吃饼干,我告诉他不行,因为已经接近晚饭时间了,我不想让他影响食欲。他晃悠一圈回来问:"妈妈,你想吃饼干吗?"

"不，桥西，我可不想。"

我正疑惑呢，他说："我喜欢你吃饼干的样子，因为你最会分享了！"

这事我至今想起来仍会忍俊不禁呢。

他还不会撒谎。你可能觉得这是好事——我们不是总教育孩子要诚实吗？但有时我真希望他能撒点小谎。比如，我必须向住我们楼上的老太太道歉：某天我们在垃圾桶旁遇见她，桥西说："妈妈说想知道你家里长什么样，还说等你死了，我们要在天花板凿个洞、搭个梯子，把楼上变成我们的，扔掉你所有的旧东西。"

老太太惊恐地问："曼迪，你真这么说过？"

"呃……"我倒吸一口冷气，学着儿子的坦诚，"是的，但我原本的说法没有这么直白……"

讽刺的是，当桥西的抑郁症发作后，他却变得很擅长撒谎。

"桥西，你还好吗？"

"嗯，一切都挺好的……"

小时候，他对我们母子二人的小世界格外保护。我尴尬地回想起有一次在公园遇见朋友的男友，对方随口问："桥西，周末喜欢做什么呀？"他直视对方回答："我喜欢和妈妈单独待着，只有我们俩，在公园玩或者看《虫虫危机》，不要其他人坐在沙发上说话或打扰我们。"

那男人一脸尴尬，我拽着桥西以最快速度逃向停车场。

我来自伦敦东区一个热闹的大家庭，孩子是绝对的中心——

所有活动都会给孩子让路,让孩子唱歌、背诗或分享一天的趣事,然后收获大家热烈的掌声。桥西也不例外,是全家的"团宠"。我的祖父母在他出生当天就冲进医院,送上一件迷你版的西汉姆联队(West Ham)球衣;搬去西部的父母迄今为止对他倾注了全部的爱。他的涂鸦被装裱,"艺术品"贴满橱柜,无论是亲朋好友还是电话推销员,都得在电话里听姥爷姥姥絮絮叨叨讲桥西的童年轶事(除了他们俩其他人都不想听)。

我一直觉得大家庭给我编织了一个安全网,因此在桥西两岁时,我们搬到靠近父母的地方,他在那里茁壮成长。桥西的词汇量惊人——上学前就能自如地谈论任何话题。这孩子聪明,不,简直是天才!未来无可限量!我过去常常在小公寓的床上躺着,夜深人静时听着他童稚的鼾声,想象着他可能成就的所有美好前程。我决心拼命工作,每天鼓励他去追求任何能让他感到幸福的事。

变化始于他进入幼儿园,第一次脱离了家庭的庇护。他似乎是那种"不合群"的孩子。我很快注意到他惊人的语言能力和糟糕的书写能力之间的落差。比如某次周末下班回家,我问他在忙些什么,他兴高采烈地说:"妈妈!我们坐船了,我帮忙升起大帆,飞速前进超过了三艘船,还得了奖牌!"

听起来多棒啊!可周一他带回家的"记事本"上,只有在海上粗略画出的帆船以及两个歪歪扭扭、字大如牛占满整格纸的单词"我船(Ma bot)"。我问桥西到底写了什么,他急得快哭出来:

"写的是'我在船上'！这是我的日记！"他看起来既愤怒又沮丧，我完全能理解他的挫败感——满脑子想法却无法落在纸上。

阅读和写作对桥西来说异常艰难。我迷惑不解，因为打我记事起书籍就是我最好的避难所、朋友和老师。记得拿到第一张图书馆借书证那天，它装在一个小小的绿色纸板夹里，我在书里学到了杜威十进制分类法——那是我人生最美好的时刻之一。借书证和印在书里的文字改变了我的命运。我提醒自己他还小，我最不情愿的事就是给亲爱的儿子带来不必要的压力，毕竟每个人的成长快慢不同，桥西可能只是还没找到自己的节奏。桥西并不是不爱书——睡前我们俩依偎着共读雷蒙·斯尼奇的《波特莱尔大冒险》的时光是我最珍贵的回忆之一。这套书也是我最宝贵的财富之一，每一页都充满了生动的回忆，以至于我只需要随意翻开某一页，就能感觉到他小小的身躯紧紧贴着我，专心致志地听我大声朗读。

不幸的是，桥西当时的老师认为"隔离"是最佳教育方式：让他背对全班坐着以*"集中注意力"*并*"少问点问题"*。我对此感到震惊，却因不懂教育体制而选择信任她——毕竟她是备受推崇的"专家"，而且很多家长对她的教学方法赞不绝口。

如今我多么希望当时听从自己的直觉：孤立一个困境中的孩子是最糟糕的做法。为了更好地帮助、鼓励和教导桥西，我甚至认为进行明确诊断可能是一种办法。他走马灯式地被带到几位专家面前，随后被贴上了许多标签：阅读障碍、动作障碍……我上网翻遍了各种定义、观点和建议，结果比以前更迷茫了。他的"病症"跨越各种领域，我觉得可能是自闭，但专家否决了："不，桥西不是孤独症，但情况有点复杂……"这点我早就知道了。

我相信桥西的心理问题早在幼儿园的课堂里就埋下种子，但可悲的是，这并不罕见。《独立报》最近分享的一份报告显示："在一个30人的班里，就有4个孩子可能受情绪障碍困扰，比如抑郁和焦虑。"这不仅在英国是个问题。在美国也一样。据报道，"超过二十分之一的美国儿童和青少年有焦虑或抑郁倾向"。来自大西洋两岸的数据既令人震惊又发人深省，透过这些数字，我脑海中闪现出像桥西一样正在默默受苦的稚嫩脸庞。

桥西交友困难，偏爱与一二好友安静相处，一大群人的喧闹让他无所适从。在人群中，他可能会对噪声和复杂的人际互动倍感压力。这种孤立延伸到了操场和课外时间。我亲眼看到过其他孩子嬉戏打闹成一团，而他被排斥在外，顿感心如刀绞，即使现在想起来仍觉得刺痛。

桥西当时和现在一样，是个温和善良、充满正义感的好男孩，他搞不清楚别人为什么会欺负他。有次一个男孩对他说了极其恶毒的话，校长介入问桥西是否想惩罚对方，他摇头说："不，我希望到此为止。我希望大家都变得友善。"校长告诉我，施暴者毫无悔意，还庆幸逃过了惩罚。她说的话我记忆犹新："今日我看见了这两个男孩未来的模样——桥西会成为温暖仁慈的人。你该为他感到骄傲。"

她说对了，桥西长成了这样的人，我为他感到骄傲，但这份认可无法弥补他在学校遭受的创伤。我此生最后悔的事，就是让三岁的他——作为浑身上下被贴满标签、屡屡被同龄人嘲笑的"显眼包"——在那所学校待了整整十五年！

三岁……不过是个小宝宝啊。

如今我认为，桥西的学生时代始终蜷缩在那些被贴在他身上、伴随他一生的标签之下（他十八岁才离开那所学校）。这些标签毁了他，而我难辞其咎——未能采取更果断的行动，没有勇气坚持让他转学到我们参观过的其他学校，却把决定权交给年幼的他。我本应该掌握主动权并坚持到底。我原以为"自主选择"能弥补他被剥夺的掌控感，现在才明白这同样是失职。若说我对他的抑郁症怀有愧疚，那么让幼小的他任由那位老师摆布，便是压在心底的海绵——浸满了悔恨。

我永远记得那一天，那位教育专家让我坐下，严肃地告诉我："桥西可能永远学不会写自己的名字。"我不忍回忆当时的场景，太伤人了。我为见他请了一上午的假，本来就因耽误工作而倍感焦虑，听了专家的话顿如雪上加霜。我一路哭着走回家，满脑子都是糨糊：*我该怎么办？我该向谁求助？一个连自己名字都不会写的男孩未来该怎么生存？*

那位专家描绘的未来与我为儿子设想的截然相反。从那天起,我的期望彻底改变——不再幻想他成为世界上最好的律师、医生、诗人、艺术家……只求他能顺利填写表格或者签名,不会因为做不到而在人群中显得笨拙、尴尬而绝望透顶。

但桥西证明了她的错误,事实上,也证明了我们所有人的错误。老天,他甚至写了半本书!凭借惊人的记忆力、敏捷的思维、犀利的观点和魅力,他用优异的成绩和"礼貌、风趣幽默、旺盛的求知欲"的盛赞,将阅读障碍这些标签埋在了闪光的履历之下。

这几乎是桥西整个求学时代的缩影——悄无声息地成功。直到他十一岁时,一位好老师——不,是一位伟大的老师,实际上是一位天使,我们称她为P博士——来到桥西身边对他说:"你在生物科学方面很有天赋,如果你愿意,你能在这个领域钻研到顶尖水平。"

她的话以一种我从未见过的方式点燃了他的灵魂。他对未来以科学为研究志业感到无比激动。他兴奋地向我解释:每节课都像在复习已知的知识!他就是懂!接下来的几年,他如饥似渴地观看纪录片、阅读书籍,只要是与生物学及其主题相关的任何资料。他八岁时就读过《格氏解剖学》并背得滚瓜烂熟,尽管年幼,却能自信地谈论人体构造及其运作原理。P博士说,桥西的知识储备远远超过了课程大纲,有些甚至达到了大学水平,他展现出与生俱来的科学研究所需要的好奇心与洞察力。讽刺的是,尽管他精通肉体的每一处构造,却始终难以驾驭人类心智的运作。

P博士让桥西第一次挺直了腰杆、扬眉吐气地走路。她是一位如此善良、伟大的老师，让桥西相信自己能够有所成就。每当我想到她，我都感激涕零，几近哽咽。桥西从这一小杯自信的魔法药水源源不断地汲取神奇的力量。他变得健谈，笑容也更多了，步履生风，散发着生机勃勃的感染力。她给了他在学校里第一份帮助——从未得到过的自尊感——最重要的是，她给了他希望。我永远感激她，愿她知道自己改变了我们的人生。我常常想念她。

尽管桥西在家里或者和我在一起时总是表现出幽默感，他热衷于表达对事物的有趣看法，但他并不是一个快乐的孩子，不是一个开心果，不是一个逗乐的小丑——恰恰相反。他很小的时候就开始每天抱怨腹股沟、膝盖、手腕、肘部和颈部的疼痛。起初，由于他总是抱怨这儿疼那儿也疼，我怀疑这些抱怨可能是为逃学找借口，但随着他长大，任何认识他的人都清楚情况并非如此。他僵硬的动作和痛苦的表情让我想起了自己的童年，那时我因为骨盆不稳定这个"先天缺陷"在接受手术治疗，我每天在痛苦中醒来，关节像灼烧一样疼痛难忍，挣扎着开始新的一天。

对桥西来说，早晨特别煎熬，我能想象他穿着校服，迈着僵硬的腿慢慢走下楼梯，像老人一样痛苦地皱着眉头。他说即使是轻微的活动之后，关节也疼得难以进行体育运动。我的"治疗"只有热敷、冷敷、偶尔服用布洛芬和在沙发上休息。我不知道还能做些什么。他的病症是如此模糊和多变。

"桥西，哪里疼？"

"哪哪都疼。"

"但哪里最疼？"

"全身都疼。"

我带他去看了一位全科医生，医生看起来和我一样对这些无名疼痛感到困惑，说这很可能是"生长痛"。我稍感安慰，想着随着成长他能逐渐摆脱这些疼痛——他成长路上的又一块绊脚石。

回顾童年，桥西似乎总带着淡淡的忧伤，从幼儿园开始就是常态：内向、自卑、弯腰驼背、抗拒新事物。我是那种会从座位上弹起来，把手高高举向天花板，抢着当众唱歌、给老师办公室送点名册的活跃孩子："我！我！让我来！"桥西则恰恰相反。我注意到某些情境下他的焦虑会加剧，比如乘电梯或与陌生人互动。

"去小卖部买杯饮料吧。"
"我不想去。妈妈你去吧。"

"把钱给公交司机。"
"不行，我不会。你来吧。"

"你被邀请参加生日会啦。"
"非去不可吗？"

如今我明白这是焦虑的特征,当时只觉得是可以克服的害羞。渐渐地,桥西完全不愿出门了。我在工作间隙拼命想办法逗他开心,哪怕只是暂时的,来摆脱他的闷闷不乐:*请朋友来喝点东西吧?开个派对怎么样?来个游戏日怎么样?去散步吧?去动物园吧?去看个电影吧?一起读本书怎么样?去海边旅行如何?想去看看奶奶和爷爷吗?买玩具? 我们可以顺路去玩具反斗城看看?*

天啊,"玩具反斗城"——光是写下这个名字就让我直冒冷汗。数不清多少次,我拖着疲惫的身躯在那座巨型商场里漫无目的地走来走去,抓起一堆廉价塑料垃圾——他不是真的想要,我也买不起——就只为换他片刻欢愉。一个转移注意力的小玩意。但那就是我的生活。

如今回想,从他出生那天起,我就一直试图帮助桥西找到幸福,像个冰壶清扫员,徒劳地为他扫清障碍——我甚至不知道我在试图扫清什么,也不知道有什么好方法,妄想为他铺就一条平滑的人生轨道。我就像个傻瓜——一个忙碌、徒劳的傻瓜,被情绪和一种深深的欲望所驱动,试图让一切变得好起来。我只是不知道该怎么做。我笑自己天真——我竟以为美好的一天、一顿大餐或一场电影能治愈他的心理问题。

当然,这并非全无作用:我的爱与善意偶尔如泡一次温暖的热水澡,短暂缓解了疼痛,却无法改写他人生中"不快乐"的基调。这些小小的善举,就像句号一样,有时是必要的,为生活提供了

"语法结构"，带来了片刻停顿，改变了语调或方向。但现在我知道，它们无法也不会改变叙事的主线，对我的儿子来说，大部分时间里，不幸已成为他的默认状态。我曾等待他"真正快乐"的时刻，告诉自己：等这学年结束……等去度假时……等到圣诞节……等他学会骑车……十岁……十三岁……十六岁……十八岁……考试通过……加入球队……上大学…… 我至今仍在等待。

看着其他男孩在操场奔跑嬉闹，我多希望桥西懂得"芝麻开门"的密码，但他不知道，我也帮不了他。偶尔提早下班接他时，我讨厌听到其他家长熟络地闲聊，他们的孩子经常一起玩耍：

"这周足球课真有趣！"

"轮到谁接孩子游泳了？"

"周末野餐照旧？"

我知道自己融入"妈妈圈"时的疏离和尴尬，不过是桥西每天所经历的冰山一角。心碎之余，愧疚筑起了高墙，我每次出门工作前都需要先翻越这一关。我开始质疑：如果我不工作，桥西会更快乐、更轻松吗？但问题接踵而至——我的生活呢？我们靠什么生存？我仍想成为他最好的榜样。

桥西的行为亮起无数红灯，我憎恨这种生活模式，但却不知该向谁求助，或者如何更好地帮助他。我的兄弟们说"他很棒，会好的"；姑妈说"聪明人注定活得辛苦，人生不如意者十之八九"；祖父母干脆叫我"别瞎想"。我对家庭医生提起："他每天喊疼，又孤僻焦虑，而我忙于工作但别无选择……"对方轻飘飘回答:"人要都一样多无趣。"

我没敢坦白:若能让桥西轻松些,我宁愿他"普通"——我多愿看见他和伙伴一起踢球,一起大笑啊……为此我愿意付出任何代价。

我的父母对我和桥西的爱和支持一直是无条件的,他们是我最能倾诉心事的人,但他们对桥西永远带着爱的滤镜:"他是好孩子,会好的。别把你的焦虑传给他……他会没事的,曼迪,你会看到的……"

我知道他们在某种程度上是对的——不愿让桥西因我的担忧而更焦虑,或让他的焦虑更理所应当。于是我们拼命对彼此说"一切都会好的",他终究只是个孩子。我紧紧抓住"我们会战斗到底,终将熬过去"的信念……绝望地相信着。

## 第四章
## "是啊,桥西,你到底哪里不对劲?"

桥西

> 若有人跟不上同伴的步伐,或许是因为他听见了不同的鼓点声。
>
> 就让他跟随自己听见的旋律前行吧,无论那节奏多么独特、多么遥远。
>
> ——亨利·大卫·梭罗

我和大多数人一样,对婴儿时期的记忆模糊不清。我知道幼年时住在伦敦周边,但只记得两岁前搬去布里斯托尔——我一直深爱的城市,也是我的家乡。

我不确定这是我最早的记忆还是听过的故事,记忆里伴随着一些模糊的画面:我沿着布里斯托尔市克利夫顿街的路边一直走,身上穿着小宝宝的牵引带——那种看起来对孩子既关爱又有点小残忍的小背带。当时我一定很小,因为记忆中我离地面很近,不过几英尺高,如今难以想象。

我漫无目的地乱走，也不记得谁在绳子另一端牵着我，但清晰记得那种想奔跑却被束缚的挫败感——仿佛被拴住的小兽，挣扎着想要挣脱缰绳，全然不知这约束是为了我的安全考虑。

这种"欲逃却困"的感受贯穿了我的一生。随着年龄增长略有缓解，但至今若被困在拥挤空间或无聊侵袭时，逃离的冲动仍会汹涌而来。学校对我尤其如此——那里简直跟我八字不合。我常像囚徒般热切地凝视窗外，在心里倒数着一分一秒，期待赶紧放学。妈妈说我坐立不安像"裤子里爬进了蚂蚁"，可若真如此，那我脑中也是蚂蚁乱窜，一刻也集中不了注意力。

听着妈妈充满活力地讲述生下我的喜悦，我几乎不敢告诉她：我经常思考出生前的时光，那种虚空感，我多么迷恋那种无意识的完美状态——近几年，这成了我渴望回归的终点。

她说成为母亲让她多么幸福，与我共处让她多么快乐，但残酷的是，她口中的"幸福"在我人生中一直难以捉摸、遥不可及。我曾怀疑自己是否具备感受快乐的能力，甚至怀疑他人轻易描述的"幸福"状态是否真实存在。现在呢？我不再确定。偶尔瞥见它的微光，触到它的萌芽——这给了我一点希望。

小时候，同龄人着迷的琐事总让我困惑。我常常看着那些手拉手绕着操场嬉笑的小孩们沉思，纳闷他们怎么意识不到生命的严肃性！我总是仰望天空，思索我们为何存在，以及我们从何处而来。肯定不只我一个人担心这些比橡皮泥和塑料恐龙更重要的事情吧（虽然我超爱恐龙）？

同龄人的热衷之物，于我而言显得空洞。我不懂他们追着足球满场跑的狂热——宇宙之谜尚未解开，为何执着于此？什么叫"地球绕太阳转"？风是如何形成的？谁制定了万事万物运行的规则？万一规则错了呢？记得有一次老师在教元音发音，我却盯着她身后的行星海报嘀咕：*别管这个！讲讲太阳系！行星由什么构成？如何形成？土星环是什么？火星上有生命吗？*

难以启齿的是，幼儿园和小学时，我仿佛说着另一个世界的语言。尽管非常渴望融入集体，却始终不得其法。我尝试过，但收效甚微。最终我放弃了强求，而是顺势自我放逐——人们乐得清静，对我也是一种解脱，尽管这"清静"无法驱散内心的孤独感。

小学生活艰难、可怕、令人窒息，可以说我憎恨身陷其中的每一天，完全想不起任何美好的时光。我总是不情愿地爬下车，渴望留在车里或跟妈妈去工作——随便任何事都好过踏入教室度过漫长的一整天。那感觉像坐牢。某日，一位老师因我写不出名字而暴怒，她的脸贴着我，而她尖叫时我必须屏住呼吸："你为什么连自己的名字都不会写？为什么别人都会，就是你不会？！"她指向同学们。

我心跳如擂鼓，感到恶心、羞耻和愚蠢，真的很愚蠢，众目睽睽之下像个傻子一样孤立无助地呆立——即使在二十年后的此时此刻，我也能清晰地回忆起那种感觉。它把我撕碎了。环顾着教室里那些看似同类却非同类的孩子们，我自问：是啊，桥西，你为什么做不到？你到底哪里有毛病？

她的愤怒与挫败感在公开场合向我爆发,如此恐怖,深深羞辱了我的自尊心。我永远也不会忘记,她的音调,她的表情。或许她觉得我的无能让她蒙羞,但这嘴脸丑陋、行径恶劣,现在我明白——这是完全扭曲的,成年后的我无法想象如此对待一个小孩,事实上,这样对待任何人都是不对的。

生活中唯一的快乐微光来自跟外祖父和叔叔的相处。外祖父是个工程师,我常在他的车间帮忙修理物件或者一起围坐在篝火旁聊天;叔叔是个环境科学家,教我海洋温度的重要性。这些睿智务实的大人让我着迷,我渴望知晓更多他们知道的东西。

妈妈则试图用各种方式驱散我对周一早晨的恐惧——它整个周末都阴魂不散,吞噬了我最快乐的时光。周日晚上逼近时,"返校"的节奏像节拍器般滴答作响,速度越来越快。

七岁那年,妈妈送我一个 iPod(音乐播放器),说音乐能带我逃离现实,任何时间都能带我去任何我想去的地方。那个小巧、纤薄的矩形设备确实是通往异世界的大门,我经常沉醉其中。当年我听的是街头霸王(Gorillaz)和绿日乐队(Green Day),如今是摩尔·格拉布(Mall Grab)和丹尼斯·苏尔塔(Denis Sulta),当然音量也调高了许多。音乐始终是我的避风港,是激发我想象的最佳媒介,没有之一。

最近,我再次向妈妈解释对"出生前虚无"的向往,她脸上闪过一丝痛楚,尽管竭力隐藏却总是被我捕捉到。她最近常恳求我解释,于是我告诉她:"存在本身令人疲惫。你刚体验和处理完此时此刻,下一刻又接踵而至。这是一个永无止境、令人生畏、冷酷无情的循环,直至死亡那一刻。而最接近涅槃的状态,或许就是被粗暴地拽入意识之前那无尽的虚无。"

她哭着喃喃问道:"桥西,你到底在说什么啊?"

这就是我们之间的拉扯:她拼命想让一切步入正轨却无从下手,我每日与脑中各种汹涌侵入的念头缠斗,在精疲力竭中竭力伪装"正常"。

回想起来,生活始终如此:在学校里度过了糟糕的一天,可能换来又一件堆在角落我几乎不玩的塑料垃圾——它短暂地提振心情,却非解药。意识到这竟是我人生的常态,真是令人沮丧和悲哀。我曾以为:(1)她早该懂了;(2)我早该找到停止或改变这种思维模式的方法。毕竟,老实说,我已经筋疲力尽了。

# 第五章
## "世界是属于你的！"

阿曼达

> 我无从追溯是哪个时刻、哪个角落、哪个凝眸，或者哪声低语，究竟在何时何地种下了情愫的种子。回忆早已湮没于时光的长河。当我惊觉自己已然沦陷其中时，一切都无法回头了。
>
> ——简·奥斯丁

桥西八岁那年我坠入了爱河。

对我而言，这至今仍是一段美妙的意外——我曾对天发誓要保持单身，因短暂婚姻的刺痛和深埋心底的情感伤痕而抗拒爱情。然而，爱神丘比特无视我的抗议，执意拉弓瞄准了我。即便我想过重返情场，但作为一个工作和育儿两肩挑的单身妈妈，社交生活几乎为零，要找个伴侣、腾出时间经营一段关系简直是天方夜谭。多年来，朋友们一直试图向我介绍"那个超级棒的男人"，他们的好意都被我婉言回绝了。当我说自己安于单身、无心寻觅时,这绝非玩笑。桥西的幸福是我的头等大事,他人的介入——无论结局如何——都会打破我们小家庭的平衡。而这样的风险,我绝不愿承担。

我的育儿原则始终如一:向桥西承诺,绝不会做出任何可能伤害他的决定,只会选择让我们的生活变得更好的路,哪怕这好处并非立竿见影。例如,我向他解释,若我在办公室加班到深夜,或在客服中心工作、清洁工作等兼职中连轴转,我都不是抛弃他,而是努力工作保住我们的两餐一宿、片瓦遮身,以免无家可归。如果他想念我,我必定也在同样煎熬地想念他。每一次说"不"都是有苦衷的:要么是危险——*"妈妈,我能喝这瓶须后水吗?"*要么是现实所限——*"下周四能去肯尼迪航天中心吗?"* 妈妈囊中羞涩,而且路途遥远。

遇见西蒙——一位军人,也是桥西同学本的爸爸——是在学校的橄榄球赛上。他善良、风趣、忠厚,也是个单身爸爸,会关切地询问桥西的近况,对我单亲妈妈的身份淡然处之,这份关怀和从容给了我勇气向前走一步。

西蒙将桥西和我视作一个整体。与他相处的时光让我非常开心,更让我欣赏的是他对待桥西的态度:不急于讨好,而是让桥西掌控节奏。有人分享生活的酸甜苦辣,有另一个成年人帮忙审视我的决定,这种感觉很贴心。更何况,我亲爱的奶奶也"爱"上了他——或许是因为他那身军装唤起了她对战时恋人的美好回忆,即便她年迈的记忆已逐渐模糊。而这些,便是我所需的全部认可。

我决定冒险一试，打算与这个男人共度余生。最终，他和儿子本与我们的小家成功合并了。眨眼间，我竟拥有了两个儿子和一位曾发誓再也不需要的丈夫。组建新家庭注定不易，但我必须承认，西蒙这样稳重睿智的男人，或许正是桥西需要的亲密盟友。桥西的生父也是好人，虽然也很尽责，但日常生活的点滴，终究需要西蒙这样的男人跟我携手面对。

恰逢此时，困扰桥西多年的病痛终于确诊了：埃勒斯-当洛斯综合征（EDS，Ehlers-Danlos syndrome）。我以前从未听说过这种病，不知道是该高兴终于知道了躲在暗处的敌人是谁，还是对无法治愈的结果感到崩溃。这种结缔组织疾病以关节弹力纤维过度伸展为特征，没有根治的办法，只能控制症状。它可能遗传，也可能突然发病。读到 EDS 的症状（包括习惯性流产）时，我不禁怀疑自己是否也有这个病——我经历过至少十次流产，年轻时饱受盆腔与背痛折磨，做过多次手术，手腕和手指更是异常弯曲，只是从未确诊。

起初，我对 EDS 一无所知。桥西确诊后的一个月，我整日抱着电脑查阅极端病例，夜夜以泪洗面。这种疾病的严重程度差异极大，而桥西的症状处于中等：每日醒来时，过度伸展的手腕、腹股沟、腰部等关节会处于各种疼痛状态——从轻度到重度不等。难怪他已经受够了。我知道这太不容易了，糟糕的时候，即使是最基本的日常活动也变得充满挑战。对他而言，运动意味着次日将动弹不得，入睡时也难以找到不痛的姿势，所以夜夜辗转难眠。这仿佛是一场永无止境的酷刑。

西蒙鼓励桥西尝试各类运动，找出次日不适感最轻的运动项目。桥西的确努力了。但看着他满怀热情投入运动，次日却僵硬着身子、面部扭曲地一步一步挪下楼梯，我就心如刀绞。每天目送他上学，明知他要克服阅读障碍、焦虑、身体的疼痛，还要努力融入同龄人，我的煎熬难以言表，多么想将他裹在棉絮里护着，让他在家中安然无恙，躲开一切的暴风雨！可我知道，唯有放手才能培养他的韧性——尽管这违背了母亲庇护孩子的本能。

讽刺的是，桥西的学业最终并非难题。尽管初期预后极差，他却展现出惊人的聪慧。我常借父母的话教导他："汝之常即为汝之径"。纵使阅读障碍令他的求学之路荆棘丛生，他也必须在泥泞中另辟蹊径，摸索出一套适合自己的方式。值得称赞的是，他做到了！看着他做作业真是费劲，写作业时，他常痛苦得几近落泪，而弟弟本却能飞速完成相同的任务，转身去玩游戏机。这无形的对照放大了桥西的挫败感。当然这并不是本的错，但不管怎样，这就像在桥西面前举着一个映照出他无能的镜子，不可避免地引发了矛盾。

无数个夜晚，桥西伏案垂泪，笔尖颤抖着将脑中盘旋的字句艰难地落于纸上。经过漫长的努力，桥西逐渐掌握了读写。如今他仍拼写不佳、进度迟缓，但至少能工整写下自己的名字。而他过目不忘的本事仿佛超能力——纪录片里的旁白、课堂上的讲解，听一遍就能一字不差复述。这种超能力让他在考试中所向披靡、无往不胜。考试时，他拒绝抄写员代笔，因为他对教育体系充满戒心，更怀疑其他人无法精准理解他的语句和思想，宁可多花点时间凭借自己的笔迹（几乎难以辨认）来完成答卷。

桥西极少复习，坚信自己的记忆"固若金汤"。随着学业的进展，他选择了适合他学习风格的科目，偏重实践评估而减少纸笔论文测验，从此成绩一路飞升。他继续用自己擅长的方式学习，听课本中摘录的朗读片段或观看讲座，来帮助记忆有关知识。他的聪明才智无论在哪个意义上都是救赎，他的智慧是他最引以为傲的资本，他下定决心绝不让阅读障碍成为成功的绊脚石。我感到莫大欣慰，我深知以他这份不屈不挠的毅力，能够让他不断超越，终能摘下星辰。我记得和他依偎在沙发上，一起了解那些虽患有阅读障碍却依然取得卓越成就的人——他们未必有多高的文凭，却皆是打破常规的冒险家；有的人把阅读障碍视为命运的礼物，给了他们另一种非凡的思维来领略世界。

科学是他的长处和挚爱，尤其是生物学。桥西的成绩单始终如一：选择题测试居多的科目高分不在话下，论文与阅读类考试就成绩平平——*一点也*不意外。我们毫不在意，并不苛求他成为十全十美之人，也不要有赢过别人的世俗压力，只愿他找到挚爱之事，尽其所能，点滴进步已让我们心满意足。幸福，才是终极目标。

西蒙与我生活美满。我们住在一间漏雨的军队小屋里，儿子们安定成长，我们深爱彼此。岁月静好。

十六岁那年，桥西在 GCSE 考试（General Certificate of Secondary Education，普通中等教育证书考试）中表现优异。我第一次体会到成为"妈妈闲聊群"一员的感觉，一个渴望向全世界炫耀儿子成就并且不放过每一个细节的妈妈！一个端着拿铁笑谈孩子荣誉的妈妈！这感觉太棒了！桥西在考试中成绩优异，几乎每科都得了 A。我恨不得把他的成绩单贴满全世界的广告牌。这份骄傲源于我深知这场胜利对桥西而言多么重要，这是他人生的转折点，幸运的齿轮终于开始转动。生平第一次，我将焦虑的油门缓缓松开，容许自己相信：我的男孩历经千难万险终于踏上了我为他祈愿的幸福之路。这可不是祖父母在溺爱滤镜下对他稚嫩涂鸦的盲目赞美，而是国家级考试机构为他盖上的认证印章，他甚至超越了全国平均水平——这位自幼在及格线上挣扎的少年让我们欣喜若狂，这胜利何其珍贵！

那段时光充满温馨与趣事。有一天桥西皱着眉头走下楼，说忘带设计课的期末作业了，他必须趁假期完成。唯一的解决方案似乎是：闯入学校拿回作业！桥西以为我在开玩笑，结果半小时后，我们已站在学校侧楼外。我们把窗户摇得咔嗒作响，大楼角落里防盗警报红灯闪烁，我们还是决定"合法进入"。好心的看门大爷开了门，但我们必须承诺绝不踏入有剪刀和塑封机等"危险设备"的教室。我们背着手偷偷打手势，满口答应。

桥西摸黑带路，穿过迷宫般的走廊和储物间，潜入设计教室。

"对了，妈妈，"他低声说，"在我去找作业时，你能用你的手机拍下墙上的海报吗？"我看向海报，上面有很多如何做出最佳作业的提示，以及一些健康和安全守则。

好主意！我急忙掏出手机，花十分钟把每张海报拍得清晰端正。突然，楼上传来脚步声，我们慌忙钻到工作台下，屏住呼吸。我在想如果被发现了该怎么解释为什么在假期和儿子一起躲在桌子底下，最后只能想到大概会被校长及其夫人踢出节日宴会邀请名单——不过反正我讨厌跟他们一起喝酒和吃馅饼。最终，桥西找到作业，我们逃回车里，哈哈大笑。

回家后，我得意扬扬地向西蒙讲述我们的"冒险壮举"，并问桥西如何处理照片。

"随便，"他漫不经心道，"其实用不上。我只是想不出怎么让你打发十分钟——毕竟没有彩色衣夹需要分类……"

露馅了！

至今想起仍忍俊不禁：我一本正经地完成任务，而桥西等了近二十年才"报复"成功。

对于西蒙和我来说，孩子们参加 GCSE 考试和 A 级考试的日子，是我们全家最惬意的时光。你知道那种忧虑消散、如释重负的无与伦比的自由感觉吗？就是那种感觉！我睡得更香，做事效率更高，桥西的困境终于不再是我跟西蒙晚间散步的焦点话题。直到重担卸下，我才惊觉自己一直活在对桥西的担忧中，而现在不同了，未来一片玫瑰色：我的写作事业起飞，也就是在这个时候，我出版了我的第三本书——《三叶草的孩子》。

本和桥西都是优秀的孩子，快十七岁的他们，正成长为出色的男子汉。本立志从军，对自己的人生有清晰的发展规划。我们看着他们结伴成长，并走上了各自喜欢的路。本热爱运动，善于交际，和朋友们在一起时他总是最快乐的。在这段被我视为"喘息期"的时光里，桥西展露出随遇而安的从容气质，令人欣慰。西蒙的职业生涯也步入正轨，他结束了十三次危险战地的任务，被调至陆军总部负责装备改良。尽管会带来偶尔的短暂分离，但安全系数大增——比阿富汗战区安全多了！

我经常回想起那段时光，在那段舒适的岁月里，我夜夜安睡八小时，是否忽略了命运暗处的蛛丝马迹？这是一个可怕的想法：我不够注意也没有意识到等待我们家庭的——更重要的是，等待桥西的是什么。

他十七岁时在模拟高考中续写了 GCSE 考试的辉煌，以全 A 与 A+ 的成绩轻松通关。就是这样！我的儿子即将去上大学，他将会像我一直以来为他设想的那样，拥抱灿烂生活并大步向前奔跑。大学录取通知书纷至沓来，桥西在选择上举棋不定，最终选择了圣安德鲁斯大学，将埃克塞特大学作为备选。西蒙带他完成了一次"男子汉远征"：实地考察校园、品尝美食。全家沉醉在这份喜悦的眩晕中。想象一下，我们的桥西即将踏入顶尖学府——他做到了。世界是属于他的，未来之路一片光明，终于，桥西的时代终于来了。我们反复对他强调：这是他全新的开始，他不用再背对着全班上课了。而我，已迫不及待要见证他的绽放。

# 第六章
# 跌落深渊

桥西

> 每一件坏事都还有更糟的可能。
>
> ——托马斯·哈代

被确诊为埃勒斯-当洛斯综合征的那天，我的生活并未如预期般天翻地覆。身体依旧在清晨僵硬如生锈的齿轮，全身关节的锐痛在夜晚愈发强烈；在运动场上笨拙的身影依然显得与周围矫健的同学们格格不入……这些让我在一个体育见长的学校生存愈发艰难。寒冷的月份尤其难熬，每天早上都会感到莫名疼痛，我的关节好像没上润滑剂的螺母，膝盖需要"解冻"才能爬上楼梯，与之前的区别在于，现在有一纸诊断书，能将所有这些零零散散的症状和怪癖——打包钉在名为 EDS 的纸板上。

母亲常说："你的常态就是上天安排给你的'正常'，不是吗？"她是对的，我的常态就是我的"正常"，无论在别人那里看起来有多么不正常。

埃勒斯 - 当洛斯综合征之于我,不过是我痛苦人生需要面对的又一个小插曲,生活总要继续。它只是构成"我"这幅残缺拼图的一枚碎片,与所有黯淡的色块共同堆砌出那个不太完美、充满遗憾的自己。在我的生命历程里,还有许多危机需要处理。其中最大的危机,是八岁那年母亲决心改变既定格局,执意要嫁给我的挚友本的父亲——西蒙。是的,正如你可以想象的那样,在学校里他们显得风平浪静。母亲和西蒙那时总假装是普通朋友,如今才明白他们刻意放慢的脚步,不过是为了让我和本(曾经的玩伴,如今的兄弟)能不被吓到,慢慢适应。

但哈特利家与普劳斯家的结合对我来说是个大新闻,当时还是孩子的我从未想过任何外人会来跟我和妈妈同住在一个屋檐下;对学校来说,这更是个爆炸性的新闻,以至于学校一位职员找到我询问:"那么,你妈妈和本的爸爸之间到底发生了什么?"

只有一个成年人才能体会到这是多么糟糕透顶的废话,不过是一个成年女性在刺探八卦罢了。这些窃窃私语再次让我感觉自己与同龄人格格不入。尽管这个话题无疑是他们的笑料,但笑到最后的是我,因为最终,我有了父亲西蒙。

不可否认,起初我对这个男人和他的动机心怀疑虑。在我眼中,妈妈就只是妈妈,我从未想过她除了是我的妈妈,还可以是别人的妻子、同事、姐妹、女儿、朋友,以及她所扮演的许多其他角色——我又怎么会想到呢?西蒙,他悄然无声地走进了我们的生活,逐渐成为妈妈的男朋友,然后又变成她的丈夫。这两个突如其来的事实，既让我感到惊慌，又带给我一丝欣喜。我盼着他能常伴左右，喜欢他愿意陪我玩电子游戏，毕竟妈妈在这方面可差远了。但我也对未知心怀恐惧。他，最初只是我生活中的一个过客，一个熟人。但随着时间的推移，他变成了我的朋友，甚至是我的父亲。现在我可以肯定地说，他是我坚实的后盾，是我每时每刻都能依靠的人，无论发生什么，他都在我身边，即使在我试图推开他、推开所有人的时候，他也从未放弃我。在危机面前，他总是那么体贴、沉稳且冷静，而妈妈就容易情绪失控。她的哭泣从未给紧张的时刻带来什么积极的影响，反而总是让局势更加动荡，似乎西蒙也会有同感，每次我们会交换一个眼神，那眼神中充满了理解和默契，仿佛在说："我懂你，我会陪在你身边。"我们现在依然如此。这感觉，真的很美好，很珍贵。

小时候，要是我频繁做噩梦，他就会坐在地板上，轻声跟我说话。他会用日间出游的趣事、好玩的故事，替换我脑子里乱窜的怪物和末日画面，驱散纠缠我梦境的恶魔，直到我再度入睡。当我成年后想了结生命，在继续活下去和一了百了之间挣扎时，他倚在我卧室的床沿，轻声跟我交谈，用生活里的温暖细节填塞我内心的空洞，用希望稀释我的绝望，絮絮低语直到我昏沉睡去。他始终在身体上、心灵上、物质上、情感上给予我支持，未曾有过半分动摇。

事实上，他就是那个让我没有对自己扣动扳机的人。

真希望他清楚他在我心中的重量。

我想那时我就已经怀疑，如果有人会陷入困境，那个人可能就是我。西蒙会辅导我的功课，和妈妈一样，他告诉我，虽然学校生活可能不适合我，但未来总会给人意想不到的惊喜。

当年他刚和妈妈组建新家时，我对屋里多出他和本这两个人，时而欢迎时而抗拒——全凭当天心情。这种重组家庭的磨合期并不轻松，我偶尔会怀念和妈妈独处时那种被百分百关注的温暖，但不得不承认，人多也有那种旧有的安全感，四口之家自然比只有我和妈妈颤颤巍巍的二人小世界更让人安心。我知道，如果我们当中有人陷入困境，另外三个人会随时出手相助，这让我充满信心。内心知道如果我们中谁失足跌落深渊，至少有三双手在裂缝边缘随时准备拽住，这让我生出些许底气。或许那时我就隐隐预感到，那个最可能坠入深渊的人，注定是我。西蒙辅导我功课时说的话跟妈妈如出一辙："桥西，学校或许不适合你，但你要相信，未来总有一扇门会为你豁然敞开。"

"想一想，在大学里只需要钻研你真正热爱的科目！"

这不禁让我心驰神往。即便年纪尚小，我也迫不及待。我决定全身心投入生物学的世界，再也不用躲着越野赛跑了。那肯定棒极了！在西蒙的鼓励下，我在学校的信心大增，学业成绩也突飞猛进。我或许没能入选学校体育队，但我在理科找到了自己的位置，一个让我觉得安心自在的位置。

他们在一起几年后，妈妈辞掉工作开始写书。她一直是个书虫，这对有阅读障碍的我来说很难理解，但我之前没意识到她对写作的热情如此高涨。我想我们谁都没预料到这个简单的举动会改变我们的生活。从那以后，她已经写了超过二十五部小说。我知道，2011年左右她写第一本书时，我们家只剩父亲的一份收入，日子过得很艰难。我能感觉到空气中弥漫的紧张气氛，也听到她和西蒙在厨房餐桌边低声谈论钱的事，确切地说是缺钱的事。他们俩从没直接跟我和本谈这个问题，这种刻意回避反而让我很不安，我记得如果他们给我零花钱或者款待我们，我就会感到内疚。我可能当时还小，但我已经能感受到西蒙不仅鼓励我追寻可能让自己幸福的道路，也同样支持着母亲的理想。对此，我十分感激。

我们虽然没什么钱，但生活越来越有希望。

在学业成功的鼓舞下，我同意参加一个名为"演说家"的公开演讲比赛，当地学校的参赛者要在一个月内写出一篇演讲稿并背熟，然后在所有其他参赛者和一个评审委员会面前大声朗读。由于阅读对我来说太难了，我会让别人把稿子大声读几遍，直到每个音节都镌刻在记忆深处。

我害怕又变回那个背对着全班同学坐着的男孩，同时又渴望和其他正常人一样。所以我假装在阅读稿子上的文字，手里拿着纸，边大声朗读边让视线随着文字移动。这几乎用尽我所有的勇气。我不仅害怕阅读障碍会曝光，而且在比赛中与陌生人交流对我来说也很有挑战性，更加剧了我的焦虑。选择完成这么难的事，是想向世界证明：那个曾在课堂上窘迫的男孩，和别人一样有力量。

"演说家"总决赛是一场需要正装出席的盛会，还专门向家长甚至校长发出了邀请。我需要根据随机抽取的命题撰写并发表演说。我抽到的题目是"街头信誉"。比赛前我怕得要命,紧张极了,不确定自己能否在众目睽睽之下站起来充满自信地演讲。有一点好处是,相比一对一交流,我在一大群人面前讲话一直更自在。事实上,人越多我越觉得轻松。这和我更喜欢小范围社交的偏好有些矛盾,但说到"表演",对我来说,一大群人之间那种缺乏亲密感的氛围反而更轻松。这种奇妙的矛盾感至今仍伴随着我。然而,在那个特别的晚上,我好几次差点临阵退缩,就在站起来演讲前,我都不确定自己能否完成。但接着他们喊了我的名字,伴着掌声,我恍然发觉自己已经站到了讲台上,手里拿着稿子。阅读障碍和紧张的加持让我觉得讲稿上的文字仿佛是异国密码——其实也无所谓了,反正我早已烂熟于心。

我不紧不慢,尽量不去看人群中父母和祖父母满怀期待的脸,努力不去在意满屋子的人。我深吸一口气,清了清嗓子,大声读出题目"街头信誉",然后离开稿子,抬起头,紧接着说了一句"哦,这真是讽刺……"。就是这样,所有人都笑了,笑得很大声!他们全神贯注地听着,等着听我接下来要说什么。我充满自信地讲着,看到那些认识我、爱我的人脸上露出骄傲的神情,我更有动力了。我的演讲赢得了"当晚最佳"的奖项,感觉相当不错。

颁奖礼散场时,校长穿过人群向我伸出手,他微笑着说:"哎呀,我真没想到,桥西,谁能想到你能做到呢?"

我直视着他的眼睛,回想起在他的学校度过的那些年,我一直蜷缩在角落里,从未有机会崭露头角,就因为我接不住那该死的球,跑不过永远够不到的终点线。

"我知道,校长!"我答道,"我一直都知道。"

他似乎不知道该如何回应。

对我来说,这是一段积极时光的开端。我快成年了,感觉生活充满了各种精彩的可能。

和我十六岁时参加的 GCSE 考试一样,我大学入学所需的 A 级模拟考成绩也很棒,事实上是非常棒。我有点沾沾自喜,但同时也对未来的一切感到宽慰和兴奋,相信这样的成绩能成为我通往任何地方的门票。每当我情绪低落,或者只是低头沉思的时候,妈妈总会告诉我,不要把这些事情放在心里——就算我不擅长运动又怎样呢?主要问题是时机未到——每个人都有自己的"花期",而我的还没到。

我相信她。当她解释说,虽然成为"在人群中受欢迎的一员"听起来不错,但我真想成为那种宣称学生时代是自己一生中最高光时刻的人吗?我是说,想想看,谁想在十五岁就达到人生巅峰呢?余下的六十多年的时间,又到底要怎样超越或匹配那段时光呢?这个说法抚平了我的自卑,我耐心地等待着"我的花期"到来。我不确定,但一想到要去上大学……感觉我的"花期"近在眼前。

我向各个大学提交了申请,还附上了导师的推荐信,基于我出类拔萃的模拟考试成绩,录取通知书纷至沓来。

生平第一次,我感觉自己和那些校队的健儿们是平等的——

不,何止如此,我感觉自己与天比肩!最顶尖的大学录取了我。我!桥西亚·哈特利,那个曾经连自己名字都不会写的男孩。我真想爬上学校教堂的穹顶,在屋顶上挥舞那些录取通知书,向世界大喊:"去你们的!看看我拿到了什么!"

我把圣安德鲁斯大学作为第一选择,埃克塞特大学作为备选。我已经开始想象自己漫步在街头、光顾当地酒吧的场景,憧憬着这千载难逢的机会——终于能够摆脱过去的自己,在一个全新的城市开启全新的生活,体验新事物,结交新朋友,迎接新起点。在布里斯托尔,我开始更常外出,享受那里精彩的社交生活,流连于克利夫顿区的酒吧、酒馆和俱乐部。我想部分原因是我新获得的自信,部分源于自己对未来已经有了一点规划:上大学并取得学位。这能有多难呢?

在这段短暂的时光里,生活还算美好,至少有所改善。

我当然知道,在正式考试前,我必须好好学习,以取得圣安德鲁斯大学和埃克塞特大学录取所要求的成绩。奇怪的是,对一个当时毫无自信的人来说,这就像是填表打钩一样,完全是小菜一碟。我坚信所需的分数完全在能力范围内,坦白说,我并没有过于担忧。走廊里此起彼伏的抱怨声不绝于耳——无论男生女生都在谈论压力、课业要求、父母喋喋不休的唠叨。那些家长总是要求这要求那,迫切希望他们的"天才儿女"脱颖而出,赢、赢、赢!至于压力?唉,就别提有多大了。

我暗自感激,妈妈和西蒙虽时常勉励,但我和弟弟本基本上是信马由缰：学习取决于我们自己，我们可以自己做选择。并不是说他们不会向我们强调这些选择带来的后果，只是他们尽量用最温和的方式引导。但看看我那些同龄人，他们在家里和学校被逼得心力交瘁、吓得半死、面色苍白、眼神空洞，对失败避之不及。幸甚至哉，我不是他们中的一员。那一刻，我忽然明白了母亲与西蒙的为人父母之道：若同学的双亲对子女施以驯兽式的擒拿术，我的双亲却始终用手掌轻置于我的肩头。这种温柔的力道，叫我如何不感激？

A级考试是我上大学前的最后一道难关，我深知仅靠我原有的知识储备和个人才能是无法通过这场考验的。要取得一等成绩，确保进入心仪的大学，需要通过认真学习，精准掌握每个知识点。我下定决心不能错过这个机会。我制订了一个计划，决定每天学什么，并把它贴在墙上。我买了复习指南，按照自己的节奏复习，更多是为了检验自己的知识，练习简明扼要的答题方式。随着音乐在我生活中占据愈发重要的地位，我整理了两个播放列表：学习专用与非学习时聆听。我拂去书桌上的积尘，摆上必备的水瓶，万事俱备，只欠东风。为大学入学考试付出的努力，是我人生拼图的最后一块。只需完成课程作业，认真复习，通过考试，就能跨越终点线。届时，我就可以收拾行囊，去追寻我的未来了。

胜券在握。

我当时的精神状态处于前所未有的巅峰，我已经准备好了，甚至是迫不及待。

然而，转眼一切都改变了，毫无预兆地发生了……

我身上发生了一件极其诡异的事。即便到了今天，经过几年的沉淀反思，我依然找不到最贴切的描述。确实很困难，但我希望我选的这个表述能传达我想表达的一切，那就是：

**我的大脑"死机"了。**

就是如此。事情就是如此。

我不记得确切的日期或时间，电光石火之间，一切都变了。我端坐在井井有条的书桌前，打开一本教科书，准备复习功课。过了一个小时左右，我意识到自己一遍一遍阅读的竟是同一页，而且每一次翻开都感觉像是第一次读。往返之间，脑子里空空如也。我，桥西亚·哈特利，曾经轻松驾驭这个课题，整本教科书都倒背如流——现在却一个字都记不住。更糟糕的是，我几乎想不起来任何一门我曾被赞为知识渊博的科目的基本内容。什么都想不起来。完全想不起来。

这就像给你一本外文书，而且你还不小心拿反了——字字如天书。又或者像被抛入迷宫一样的隧道里，转得晕头转向，完全搞不清楚方向。再或者像是在生死关头要打开密码锁，但你却连"密码"是什么意思都完全没有印象。

我的大脑仿佛涂上了一层铁氟龙（一种不粘锅涂层材料），所有输入的知识触之即滑，不留一丝痕迹。我所知道的一切被尽数抽空，取而代之的是一团糨糊。

我感觉自己像一辆高速汽车撞上了一堵墙。

我感觉自己的颅骨被冰斧劈开。

我的双眼沉重,头疼欲裂。

四肢像灌满了铅,思绪支离破碎,就像通宵未眠、嗑药过度或宿醉未醒,又或者三毒并发。我是感冒了?还是感染了什么病菌?还是得了可怕的腺热?我烦躁不安,但觉得自己可能只是需要打个盹就好了。于是我合上书,放在书桌上,爬上凉爽的床铺,钻进被子里——一个小时前我才睡醒的地方。我以为睡一觉就能神清气爽,满血复活。我想也许喝杯咖啡,在街区周围快速走两圈就能恢复头脑清醒。我浮想联翩,却从没想过,这半死不活的状态,这像被拔了电源插头的空壳,竟会成为我人生的新"常态"。

这是我从未承认过的事,那个午后,竟成了那段关键时期里我最后一次翻开书学习。

那个下午的记忆如刀刻般清晰。我记得当我把头靠向枕头,回到深沉而平静的梦乡时,那种瞬间的解脱感和纯粹的狂喜。

几小时后,母亲叫醒了我。

"你在睡觉啊!"她难掩讶异,想必推门前还想着我可能正伏案读书、做笔记、临时抱佛脚,按照墙上的计划稳步推进。

"嗯,就是打了个盹。"我打着哈欠说。

"不好意思吵醒你,你肯定累坏了,这么多功课要复习。要吃点什么吗?喝点东西?"

我摇摇头。"再眯二十分钟就行。"

"好好睡吧。"她微笑着退出房间,顺手关上了卧室门。

我想，谎言大概就是从这时开始——我开始掩饰自己的真实情况，还有越来越严重的嗜睡。对睡眠的渴望，伴随着一种强烈的意识——床垫对我的吸引力远远超过了对好成绩的渴望。

大睡。逃避。遗忘。

这些诱惑比任何大学录取通知书都更让我贪恋，比开始一段新生活更令人渴望，比承诺的美好未来更令人心驰神往。在这个世界上，没有什么比头埋进枕头里、拉上被子遁入黑暗蒙头大睡更让我欢愉。

我隐约意识到时间在流逝，听到时钟一分一秒滴答作响……

心底总弥漫着没有复习的负罪感，未按计划学习，功课停滞不前，清醒时分一想到这个我就如坐针毡。我避开社交媒体上所有关于人们复习了多少、学了什么的竞争话题，我不敢知道他们投入了多少时间。他们投入的每分每秒都让我不堪重负，感觉自己远远被甩在后面。我浮皮潦草地对付着一日三餐，甚至强撑着返校参加复习课和导师交流——那位向来支持我的P博士，此刻一次又一次地催促我提交最后一篇课程作业——这份作业将决定我的成绩和未来。

"桥西，你知道这个作业必须得完成，对吧？你在做吗？"

"在做。"我对她撒了个谎，这感觉糟透了。

我真希望自己能说早有计划，打算振奋起来继续努力，但我没有。我*什么都思考不了*——既思考不了作业，也思考不了任何事。就好像我置身于刚在一个陌生地方睁开双眼的那一刻，得愣上一秒，才能缓过神来。但我没有，我没能缓过神来。我整个人像被抽空灵魂的皮囊，恍惚、涣散、心神游离，根本没有计划。而我完全不知道该如何告诉她或其他任何人这一切，不仅因为我没那个勇气，还因为我不知该如何表达。我都不清楚自己这是怎么了。

我记得她看我的眼神，目光在我视线中比平日自然对视时多停留了两秒。那眼神分明藏有疑虑，但又不愿相信她曾经的得意门生会说谎，毕竟这个男孩沉溺于不安和自卑情结时，是她抛出了一根救命稻草，这个男孩的人生因她的一句话而改变：

"桥西，你很有天赋，如果你愿意，你能在这个领域钻研到顶尖水平。"

而我确实想做到，不是吗？毕竟过去这几年我为之奋斗的就是这个；所有的学习，所有的努力，所有精神上的痛苦，都是为了这一刻——我能取得好成绩，考上大学，实现梦想。

对她谎称我在努力学习，似乎比告诉她真相要容易些：我只想闭上眼睛，躺下来，任一切从眼前飘过。

对我来说，温书假就是用来睡觉的。我当然明白睡眠的意思：踏踏实实地睡上八个小时左右，醒来时神清气爽，准备好迎接新的一天。我懂这个道理，我也了解睡眠在生物学意义上的重要性。睡眠作为生理活动，对肌肉修复、巩固记忆以及分泌调节生长和食欲的激素至关重要。但突然之间，对我却不灵了，从那时起就一直不灵了。在过去几年里，我从未享受过那种曾经视若寻常、能让人恢复精力的睡眠。没错，我睡得极多，多到离谱，但睡眠质量却很差。尽管我终日昏睡，却总觉得没睡醒。我从来没有神清气爽过，总是昏昏欲睡，而且还想睡更多、更多、更多……睡眠成了我的"毒品"，我对它上瘾了，而床则是我获得满足感的首选渠道。我的生活除了小睡就是大睡。这些睡眠是我的支柱，支撑着我摇摇欲坠的躯壳，仿佛我之所以还能够面对世界、应付琐事，只是因为我知道睡眠这个逃避方式近在咫尺，算是对任何行为的即时奖励。睡眠是个强大的主人，而我甘愿俯首称臣。

《中枢神经系统药物》（CNS Drugs）期刊称："疲劳是重度抑郁症中最常报告的症状之一，90%以上的患者会出现此症状。重度抑郁症中疲劳的临床症状涉及身体、认知与情感等多方面问题的重叠。"

偏偏在我备战人生最重要考试的关口，嗜睡症如附骨之疽般缠上了我——这时机，正如人们所说，真是糟透了。

我继续拖延提交生物课程的项目作业，那是最后一项课程任务。我越发逃避见P博士，甚至完全避免与她交流。这位曾救我于水火的恩师，一直都是我最不想辜负的人，可我终究令她大失所望。光是承认这点，都让我对自己感到恶心。我不知道该如何向她道歉，更不知从何解释。但我明白她应该得到更好的回应。

每个念头都僵在那里，思维迟缓如生锈的齿轮。

这份作业对我来说并非力不能及，完全不是；我知道自己要做什么：内容了然于心，笔记密密麻麻，数据采集完备，方案设计成型。然而，真正难以逾越的一关是把满脑子的思绪落实到纸上。我不知道如何将大脑中的信息拼凑成一个像样的项目报告，即便我能想出办法维持足够长时间的清醒也无济于事。仿佛每个念头都像在浓厚黏稠的糖浆中费力拖行，所有构想都缓滞不前。

幸运的是，阅读障碍从未真正阻碍我在所选学科上的发展。我发现，通过图表、图形，当然还有我那糟糕透顶的手写内容，很多信息都能传递出去。但这次的问题并非因为阅读障碍，它远比这严重得多。这是一种不同的状况，就好像我失去了思想与表达方式之间的关联，仿佛神经线路被生生剪断，又或者我的脑海中筑起了一道大坝，一堵坚不可摧的墙，阻挡了所有的抱负和实现目标的渴望。更糟糕的是，维系这道大坝耗尽了我所有的能量，我如画地为牢的困兽一样身心俱疲，原地打转。

我身体虚弱、疲惫不堪，一心盼着这种状态快点过去，因为实在是太累人了。我会把笔放在空白的纸上，或者让手指悬停在笔记本电脑的键盘上方，就这样枯坐僵持着耗上几个小时，动弹不得，疲惫到无法正常做事。这就像是试图用软塌塌的意大利面条写字——徒劳无功又毫无意义。我感觉一波又一波的疲惫感向我袭来，无论睡多久都无法缓解。这可不是普通的肌肉酸痛和因缺乏休息而导致的眼睛酸痛；这是一种我从未体验过的深切而又难以名状的疲惫。我睁开眼睛，又会立刻闭上。这是一种深入骨髓的疲倦，我几乎连抬手的力气都没有，更别说走路了。与此同时，我还感觉自己仿佛置身于一团迷瘴之中，一种扰乱思绪、摄人心魄的阴霾弥漫在我的大脑里，让所有的理性思考和合理规划都化为泡影。与此同时，它耗尽了我所有的精神能量，身体上的疲惫如影随形，最终双双瓦解。

这是一个恶性循环，我既无力气也无心气去努力挣脱。更让人恐惧的是，我说的是我的大脑。我早就放弃了这破烂不堪的身体让我成为顶尖选手的希望，关节不灵光，身上各种疼痛，这副身体是没什么指望了。它常常给我带来麻烦，有时甚至严重到上下楼梯或进出浴缸都像是一项艰巨的任务。但我的大脑呢？我的大脑却是另一番光景。我向来能百分百地依赖它。它是我仅有的依靠。

*聪明的桥西……*

*机灵的桥西……*

*桥西博士……*

从我小时候起，就常常听到这样的夸赞。一想到我的大脑会不听使唤，让我失望，那还剩下什么呢？这几乎是我不敢细想的事情。然而，这恰恰就是已经开始发生的状况。

妈妈和西蒙时不时会给我送来一杯茶，或果汁、三明治、热汤，还有任何能补充能量的食物，因为在他们看来，我把自己关在屋里埋头苦读。我讨厌听到他们上楼的脚步声，因为知道自己又得装样子。门打开时，铰链发出的吱呀声如此刺耳，我后来也开始厌恶，那声音就预示着有人要进来。即便搬家很久后的现在，我都不愿回想起这些。他们进屋时，我会短暂地抬头，佯装着用手指在书页上划一下，或者在屏幕上敲下一两个字母。他们会意又骄傲地冲我笑笑，把带来的东西放在我书桌边上。

他们为我骄傲实则真心错付的神情，就像一把把小刀扎进我的胸膛。他们关上门后，我就会整个人瘫下去。真的是瘫倒，要么把头埋在交叠的手臂里，要么身体陷进椅子里，像被抽去骨架般蜷缩着，疲惫得连直起腰杆的力气都没有。而且，我的眼皮总是沉重得像被重物坠着的磁铁，不由自主地往下耷拉，把我深深地、深深地拽入身心渴望、逃离现实的黑暗梦境中。

我想这是不可避免的，当P博士出于担忧，做了她该做的事——联系我父母时，我的情况依旧糟糕透顶。西蒙后来告诉我，她给他打了电话或者发了邮件。

*"我一直努力让桥西明白这件事的严重性。最后那份作业在哪儿？他的项目呢？"*

我记得自己瘫坐在厨房餐桌前，心里堆满绝望的巨石，我太清楚妈妈和西蒙要说什么，却连开口的勇气都没有。心底涌上来一阵盲目无助的恐慌，还有一种深深的挫败感，内心空荡荡的。我既害怕，又莫名地茫然。妈妈问我是不是其中有什么误会。

"作业呢，桥西？在哪儿呢？"

我脑海中又响起小学老师冲我咆哮的声音："为什么就你做不到，桥西？其他人都能做到！"

此刻我听见自己的声音在脑海里隆隆回响：是啊，桥西，为什么你永远做不到？你到底哪里不对劲？

# 第七章
## 摸黑夜行

阿曼达

> 希望含笑伫立在来年的门扉前,
> 轻语着"明日会更欢悦"……
> ——阿尔弗雷德·丁尼生

可以说,我们一直生活在幸福的泡沫中,直到在桥西参加 A 级考试前的温书假。谢天谢地,因为西蒙在军队里换了岗位,出差也没那么频繁了,因此待在家里的时候更多,而我则愉快地一本接一本地创作小说,还不时在电视屏幕和广播节目中露露脸,我们的家庭氛围相当融洽。

但一些事情毫无征兆地发生了,我注意到桥西的行为突然改变。他变得疲惫不堪又烦躁易怒,动不动就摔门,拒绝回答我的问题,天天邋里邋遢不洗澡。他吃饭随便扒拉几下就走,把我、西蒙和本晾在餐桌旁,好像他很讨厌跟我们待在一起。他对我很不耐烦,一言不合就发脾气。别误会,他以前也不常坐下来和我边喝茶边闲聊，也不会主动倾诉自己的感受，我当然也不完全了解他生活中发生的所有事，但这次感觉很不一样。近些年他带着青春期男孩典型的那种沉默寡言和脾气暴躁，哪怕我问再长的问题，他也只哼一声简短回答，对我做的和说的一切都猛翻白眼。我和三个兄弟一起长大，知道这都挺正常的。

然而，现在的他与之前判若两人——自从在"演说家"获胜后，那个神采飞扬的桥西、那个曾急切地撕开录取通知书、看着入学通知爽朗大笑的少年不见了。我将这种转变归咎于考试的重压，我也能理解。

本看起来游刃有余，桥西则没那么自如。我们知道这些考试的分量，不管我们多么努力淡化其重要性。我小心翼翼，不想给他增加压力，但内心暗自期盼他能考好，一举实现我（天真地）认为可能会让他幸福的愿望。西蒙和我彻夜长谈，最后求助于万能的育儿法宝——谷歌，网上不乏关于考试压力负面影响的文章和研究。我们几乎读遍了所有文献，最终达成共识：最好的办法就是给桥西足够的空间，在必要时支持他，力所能及地帮助他，竭尽全力"哄"他冲过终点线——那里等待他的，是一张通往理想大学的入场券。

小菜一碟。

令我们欣慰的是，他开始对和同龄人一起外出产生兴趣，这算是个新变化。他们通常都会去布里斯托尔三角区的酒吧和俱乐部，一群年轻人手心冒汗地紧紧攥着假身份证，排着队等进场。

这不是正统的育儿观念，但每当桥西带着微醺的醉意，脸上挂着歪歪扭扭的笑容回家时，我感到由衷的高兴——这证明我的儿子在迈向成年的征程中，能够放松身心、参与社交、跟上同学的节奏并试着探索世界，我毫不怀疑他会成为出色的公民！我和西蒙告诉孩子们，我们很高兴他们开始涉足成年人的世界，只要他们不撒谎，让我们随时知道他们在哪里，我们就放心。他们承诺会一直如此，这让我很开心。我们相信他们。每当想起那些夜晚，十八岁的桥西站在家门口，靠在门框上，常常需要本扶着才能站稳，一股温馨的回忆便涌上心头。我和西蒙总会躺在床上，笑着谈论孩子们——这些大小伙子们出去闯荡，在世界上开辟自己的天地，前方还有那么多美好的事情在等待着他们。然而，我高兴得太早了，如今回想起来，还有点尴尬。

因为这些活动戛然而止。

一切都戛然而止。

突然，就在考试前没多久，桥西开始拒绝弟弟和朋友的派对邀请，宁愿一个人宅在家里。我的心情很矛盾——一方面，我有点高兴他这么热衷于闭门学习，他为实现目标而展现的干劲和专注令我无比钦佩；但另一方面，我又担心他不放松、不愿抽出时间休息。几乎所有相关文章都提道，备考期间学生生活的关键在于平衡，但桥西似乎完全没有做到这一点。在我看来，他光顾着埋头苦学，一点也不放松。

每天早上要叫他起床去学校上课都无比困难，而他一回到家就迫不及待地想要倒头大睡。这让我感到焦躁,不明白他怎么能如此怡然自得地拉上窗帘、在床上躺平浪费大把时光,尤其是当本在外面跑步、社交或在楼下与我们谈笑风生的时候。本的积极又一次像镜子一样映照出桥西的消沉,虽然这种对比对两个男孩都不公平,可我却总忍不住要去对比。所有与桥西沟通的尝试都像拳头打在棉花上。

"你还好吗,桥西?"

"嗯。"

"有什么需要帮忙的吗?"

"没。"

"在为什么事担心吗?"

"没。"

"你知道任何时候都可以和我们聊任何事,对吧?"

……他翻了个白眼,还重重地叹了口气。

随着考试日益临近,一天晚上,西蒙回到家,脸色苍白,忧心忡忡。

"出什么事了?"我思绪飞转,试图猜测他工作中是不是发生了变故,第一个闪过的念头是他又要被派去战地出差——这是我一直提心吊胆的事。然而并没有。这次,他的焦虑并非来自遥远的烽火地,而是近在咫尺的家门口。

"我接到 P 博士的电话……"他开口道。

我记得我笑了,无疑是紧张的笑。西蒙解释说桥西没有提交最后一份作业，如果没有这份作业，他原本预计能拿到的 A + 就会化为泡影——毕竟这个项目占了总成绩的很大一部分，没交的话怎么可能拿到呢？

"这不可能！他们肯定搞错了……是不是他们弄丢了？"

我的质疑听起来很荒谬，可当时却觉得这是最合理的推测。我宁可相信是别人弄丢了这份至关重要的作业，也不愿接受那个令人不安的念头——可能是桥西自毁前程。我无法想象，经历了这么多，他怎么可能在最后关头掉链子。

这一切于我而言毫无道理，全然说不通。

我陷入了深深的困惑与纠结。我曾自豪地认为自己是那种能笃定地说"我不在乎我的孩子做什么，走什么路，只要他们开心就好"的家长。

我原以为这就是真心话。可当桥西可能亲手葬送大好前程时——而我还坚信这条学术道路的终点就是幸福……一想到这个，我就难受。我也曾确信自己了解孩子们的状况，反复告诉他们可以和我们聊任何事——任何事都可以！

我们赶紧去见桥西的年级主任（姑且称他为 G 先生）。这位和蔼可亲、耐心睿智的老师向我们冷静地解释说：除非桥西全力以赴，拼命赶上进度，认真完成作业，尤其是集中精力交上那份过了初步截止日期的必修作业，否则他将面临堆积如山的课业重担——已经没多少时间了，根本来不及完成，这就意味着桥西只能失败。几乎没有别的可能。

失败。

西蒙和我谢过他，默默离开办公室，驱车返家的路上始终无言。我们有点麻木，更多的是茫然无措，完全不知道该说什么。

"我们该怎么办，西蒙？"他把车开进车道时，我轻声问道。我们呆坐在车里盯着房子，谁都不愿推门面对现实。

"我不知道。"他诚实地回答。这不是我想听到的答案，但确实是事实：我们束手无策。

我走进桥西的房间，坐在他床边，轻轻推醒他。屋内弥漫着酸臭味，我真想立刻打开窗户，扯下他发皱的床单塞进洗衣机不停地高温清洗——可这是他的巢，他的避难所。我小心翼翼，生怕在他世上仅存的舒适区惊扰他。令人心惊的是，这种状态竟如此迅速地成为日常：过去几周里，桥西几乎长在了床上。每当我劝他起身或询问复习进度时，他脸上便浮现受刑般的痛苦神情。我注意到本和他保持着距离，我能理解，他自己也有考试压力要应对，有自己不那么复杂的生活要过。西蒙和我都认为，考试结束后一切就会回归正轨，说实话，我们简直迫不及待。但P博士的这个电话，至少对我们来说，是一记警钟：桥西是不是还有别的什么问题？

我竭力让自己的声音保持温和平静，想让他明白我是来帮他的，而不是来责备他的。

"亲爱的，妈妈真的很担心。你必须完成那个项目，P博士联系了我们，我们刚见过和蔼的G先生——虽然他很体谅，但也很担心。我们都很担心。告诉妈妈该怎么帮你？我们需要做什么？"

"你们别管我，让我睡觉。"他嘴里嘟囔着，翻了个身，把被子蒙到头上。

当时的我完全六神无主。究竟该怎么办？发火能逼他完成课业吗？可能不会，事实上，这可能会让他更加退缩。贿赂、哄劝、鼓励还是吼叫……感觉都没什么用。毕竟，我们面对的是一个十八岁的"成年人"，从生理和法律意义上来说已经成年了，他有自己的想法和意志，我们怎么能强迫他做事呢？更何况，我们向来不是严苛的父母，一直将养育孩子看作需要不断温和引导的过程，而不是在出事时大发雷霆、大声呵斥或者树威立矩。再说，此前我们从未遇到这样的危机。

西蒙和我完全不知道该如何应对。更让人气恼和挫败的是，我们意识到身为父母竟不知道如何给桥西最好的建议。这让我们开始怀疑自己的教育方式——身为成年人，我们理应知晓答案啊。像往常一样，我们寄望于把事情摊开说清楚，冷静沟通寻求最佳行动方案（当然，我也没少掉眼泪——是的，桥西，我读过你对我是个"大哭包"的吐槽）。事情总有轻重缓急，我觉得当务之急是让他赶紧完成那个该死的作业。当然，当事后诸葛亮总是很容易。如今我才明白，当时的我们就像在迷雾中走错了方向：只盯着"桥西不学习"这个表象急于补救，却未曾跳出来从宏观角度去思考"他为什么不学习"。那时只觉得时间火烧眉毛，令人窒息：

> *桥西必须完成项目！期限迫在眉睫！交不上项目就全完了！*
> *我们不能辜负 P 博士和 G 先生的苦心！我们要让他们失望了！*

我只能想象这对桥西来说是什么感觉。如今我才明白，我们当时应该说："别去想那个项目了！忘了它！亲爱的，那不重要，什么都不重要！"然后紧紧抱住他，告诉他唯一重要的就是把身体养好，收拾好心情再重新出发。可惜那时我们不知道他病了，以为这只是个小插曲，是一时的叛逆，或是某种情绪反应，或者随便什么。我想我早已被社会规训了，认为这些愚蠢的考试无比重要。我当时坚信这是他通往成功的入场券，太执着于不让他放弃。当我坐在这里写下这些的时候，心中交织着深深的羞愧和懊悔。平心而论，我的决定基于两点：一是不知道什么对儿子的心理健康最有利；二是我对桥西的期望，部分出于我自以为是的"为他好"的想法——我执念于自己为他构想的"光明未来"，幻想金光闪闪的大学生活会像电影里那般美好：他会考上大学，学业有成，谈恋爱，毕业典礼上拍照时把学位帽高高抛向空中。

剧终。

桥西，对不起。

真的非常非常抱歉。

西蒙，一如既往，只要我们需要，他就会立刻行动起来。他尽力帮助桥西完成作业，坐在书桌旁陪伴他。桥西目光呆滞地盯着电脑屏幕，偶尔转头打个哈欠，或者用手指胡乱抓抓头发，一副魂不守舍的样子。这让我想起他小时候写作文的情景，那是一个慢慢腾腾、拖拖拉拉、要把人折磨死的过程，你得费尽心思才能让他集中注意力，每个音节都要反复拼读，而他会在纸上随意点上点、画个横，以为这就是标点符号。我在一旁大声鼓励他，一杯又一杯地泡茶，走路蹑手蹑脚但心里七上八下，止不住地担心：如果桥西不振作起来，后果会怎么样。全家的气氛紧张得让人窒息，本也躲进了自己房间——倒不是去睡觉，而是为了避开这种氛围，这也不能怪他。

西蒙和我常常在睡前低声讨论这件事。作为夫妻，我们都承受着压力，反反复复探讨着这个将我们全家卷入的困境。

*他怎么了？*

*会不会是腺热？*

*他是不是吸毒了？*

*他会不会是同性恋，在为自己的性取向苦恼？*

*是不是发生了什么难以启齿的事，遭遇了创伤？*

答案寥寥无几，这么多年过去了，当时的感觉和现在差不多，我们就像在黑暗中摸索前行；一步行差踏错，我们就万劫不复。我无比感激能在黑暗中握住西蒙的手。这份温暖给了我力量，让我坚持下去……

真相是：这才是一切的开始。

我们站在摇摇欲坠的悬崖边缘，一切都即将崩塌，而当时的我们浑然不觉。

#  第八章
## 治疗？填表！

桥西

> 我的心，此刻纵使沉溺海底，亦无意挣扎浮出水面。
>
> ——约翰·济慈

我胡乱拼凑出了一个勉强能算得上作业的东西交差。说实话，我不太记得做了什么、怎么做的，但那绝非我理想中用心完成的作品，而且我很清楚，其质量跟我巅峰时的水准，差得可不是一星半点。这不过是个蹩脚的替代品，但好歹算是有了个东西。我对它实在没什么自豪感可言。在极端消沉的状态下凑合的作业，确实很难让人有成就感。实不相瞒，我只求草草了事、早日脱身，比起作品质量，我更关心的是别再有人就此事对我追问个不停，让我不堪重负。交上作业后，我心里稍稍松了口气，但也仅此而已。P博士的态度冷若冰霜，她的失望与幻灭可想而知。现在回想起来，我都觉得难堪，但在当时，就连她的态度对我也没什么影响——我已经全然麻木了。

交完作业，我又睡得昏天暗地。

关于我是否该参加或者能否参加期末考试，父母之间、父母和老师之间争得不可开交。我对此漠不关心，仿佛他们谈论的是陌生人的事，显然，这本身就是问题的一部分。争议的焦点在于：是让我强撑精神去考试争取拿个分数，管它是什么分数，还是为了我的心理健康放弃考试，接受一个刺眼的"零蛋"。我很乐意让别人去安排，最终接受了折中的建议——看当天我的状态再说。看似两全其美，实则是彻头彻尾的逃避。现在我明白，我当时就该果断"弃考"，其他人也不会说什么，但我没有勇气说出口。我这么说并非要指责或评判谁，我深知大家都是在毫无经验、毫无准备的困境中竭尽所能地帮助我。但当你的大脑一片混沌，连向左走还是向右走都无法决定，甚至在喝咖啡和喝茶之间做选择都异常艰难时，最需要的，不过是有人能掌控局面，为你指条明路。

妈妈试探性地提议，我或许可以去和某个人聊聊，比如专家、治疗师或者心理咨询师，只要能帮到我就行。她试图让这个提议听起来随意些，但从她闪烁的眼神和犹豫的神情里，我能看出，她觉得这是踏上了一条不归路，她自己可能也不想涉足，我理解她的不安。这可不是小事：一旦开启这个"魔盒"，诸如心理健康、抑郁、崩溃以及其他所有谈及孩子时刺耳的词汇，就会开始充斥在我们的对话中。至少对她来说，这让事情变得无比真实。而我已经麻木到不在乎，也不想参与这个话题了，因为对我来说，这一切早就是事实了。

由于国民医疗服务体系（NHS）的候诊名单排得太长，在考试前根本排不上号，妈妈就找了一位专门处理考试压力和焦虑问题的私人咨询师。她觉得这位治疗师或许能给我一些渡过难关的诀窍。我能看穿她的笑，那个为了让我、让她自己和其他人相信"一切都会好起来的"的微笑。但实际上，她的伪装越发让我恼怒。我不知道自己到底怎么了，但我知道情况并不乐观，在内心深处，我甚至希望她能承认这一点，这样或许我就不用再假装一切都没事了。

预约治疗的事是悄悄进行的，仿佛这是件丢脸的事。一天放学后，她带我去了布里斯托尔市郊的一家诊所。当我们沿着蜿蜒的车道驶向那座曾经宏伟、如今已改建成医院的房子时，我能感觉到她很紧张。她反复说着"别担心"，还像哄小孩一样反复叮咛：

"一定要如实告诉他们你的感受，桥西。别难为情，也别担心，你说的任何话，他们都听过无数遍了……我是说，有时候人会在焦虑或者性取向之类的事情上纠结，还有……"

"我不是同性恋，妈妈，就算我是，我也知道这没什么问题，当然也不成问题。"这点常识我还是有的。

"当然不是问题，"她应和道，"我只是在帮你梳理所有可能导致你情绪失常的可能性，任何可能困扰你的事情……"她的声音渐渐低了下去。

那一刻我竟有些为她难过。我能看出她和我一样，多么希望问题能简单到可以被明确诊断，像划重点般指出某个我们都能试着理解的症结，这样我们就能想办法解决它。

我在治疗师的房间外面，坐在一张吱吱作响的红色皮沙发上，填写夹在写字板上的表格，这比听起来还容易——只需要在合适的答案旁打钩就行。

你感到快乐还是悲伤？

悲伤。打钩。

你是否定期服用药物？

否。打钩。

你的情绪是否影响了日常生活？

是。打钩。

你是否曾考虑过自杀？

否。打钩。

在那一刻，这些都是真话。

说实话，这位治疗师让我大失所望：我们完全没有共鸣，他绝不是我愿意吐露心声的对象。他看起来也不太聪明，还总是回避眼神交流，甚至有点局促不安，比起其他手段，他似乎更依赖我打钩完成的那份蹩脚表格。他全程保持着治疗师的坐姿，双腿交叉，手指时不时轻抚下巴，作沉思状。我本来还期待他很厉害，看我一眼就能给出答案——像变魔术一样，"咔嗒"一声，揭晓他的戏法！虽说我可能才刚开始陷入抑郁，但我已经迫不及待想摆脱这种状态了。可惜事与愿违。他的问题全在我意料之中，而且问得慢吞吞的，对我的回答也都是些老套的话术。最后，他问我能不能想出："一件可能让我情绪低落或者引发焦虑的创伤经历？也许是过去发生的事？任何事？哪怕一点点？"

我摇了摇头。没有。他露出失望又困惑的神情。我也理解他的感受。这就像回到我和妈妈在车里的尴尬对话。他们期待要是能有一件打破我幸福的表面的事，一件我能详细描述的事，一个能让我把焦虑和浑身不适进行归因的导火索，一切都会简单得多。至少那样我们都能明确问题所在，而且毫无疑问，这位治疗师肯定有一张图表可以参考，就算没有别的作用，也能让讨论继续下去。不过我怀疑他的图表大概是这样的：

*如果答案是肯定的——开药。*

*如果答案是否定的——开药。*

他给我开了药。

我礼貌地拒绝了，然后回到车上。我知道药物会改变大脑的化学平衡，而我不想走这条路——谢谢，不必了。我现在的大脑显然已经够混乱的了。妈妈看着我，脸上的笑容已经换成了充满希望的神情。我想部分原因是她想要个答案。妈妈啊，谁不想知道答案呢？还有就是，我知道在家里经济拮据的情况下，这次预约花了不少钱，我猜她在某种程度上希望这钱没白花。

"你喜欢和他聊天吗？"

不喜欢。打钩。

"有帮助吗，桥西？"

没有。打钩。

"你觉得再去一次会有帮助吗？"

不会。打钩。

想想看，我们还花了一大笔钱就为了享受这个"待遇"。

我们一路沉默地开车回家，我心里又多了块沉甸甸的石头，这次是因为愧疚。*我让妈妈和西蒙担心了，我让他们失望了……*

"一切都会好起来的，桥西。"她轻轻拍了拍我的胳膊。我不相信她的话。但什么也不说似乎更容易些。

我又蜷缩回到床上，几乎一直拖到考试当天才决定去参加考试。妈妈和西蒙说我不妨去考，反正不去的话就是零分，去考又有什么损失呢？这听起来很有道理，我同意了，但到了考场，我完全死机了。我想哭。或许我真的哭了。

我拖着沉重的步伐挪进学校，颅骨仿佛被斧头劈裂般剧痛，胃里翻滚着焦灼的神经电流，曾经还算灵光的大脑此刻就像一团糨糊。我感觉自己好像和周围的一切都脱离了，有点像是在远远地看着自己演这场荒诞剧。我不停地看向体育馆墙上的大钟，和其他那些一边在卷子上奋笔疾书、一边盯着时间的考生不同，我只盼着这场考试什么时候才能结束，盘算着多久才能爬回温暖安静的被窝。

我想就是从这时起，那种模糊的错乱感开始笼罩着我。

我的记忆力大不如前，时间也仿佛错乱了，而床的诱惑却难以抗拒，瘫在床上是我能想到的最美妙的事。我暴饮暴食，而且塞的都是垃圾食品，体重也随之暴涨，将我本就脆弱不堪的自尊碾得更碎。现在，我憎恶自己失控的大脑，痛恨糟糕的关节带来的种种桎梏，更厌恶自己这副死样子。三连暴击。

生命的线头马上要绷断了。

我自我封闭、与世隔绝的状态终于告一段落，主要是因为我对喝酒和借酒精逃避的渴望，远远超过了对独处的渴望，所以偶尔我会出门买醉。喝个酩酊大醉。能比同龄人喝得多，在某种程度上还挺有面子的。放纵的时候，我会拼命地灌酒，以此自我麻痹。平心而论，也许是因为他们对我的酒量感到惊讶，我确实能捕捉到一丝转瞬即逝的存在感——心里还有那么一丝小小的得意。这种割裂感很诡异：在酒吧里，大家欢呼着看我狂饮，可与此同时，我感觉周身万事皆空。酒精让我更加麻木，让我短暂逃离这个世界，没有什么比在喧闹的人群里却感到深刻的孤独更糟糕的感觉了。我们生活在一个联系前所未有紧密的世界，然而孤独感却与日俱增。在我看来，作为一个社会群体，我们必须重新审视"联系"的价值；一千个 Instagram（欧美社交软件）粉丝，也抵不过一个能和你坦诚交流的人。

回首过去，我能看出，考试前后的这段时间，是抑郁症第一次发作。可悲的是，这不是最后一次，和我今后的至暗时刻相比，这点痛苦不过是冰山一角而已。

# 第九章
# 你去过阿伯丁吗?

阿曼达

> 人生不会一帆风顺,孩子;但请心怀勇气,如此,生活亦可充满欢愉。
>
> —— 乔治·萧伯纳

八月的一个清晨,桥西的 A 级考试成绩公布了。这一天在日历上被红圈醒目地标出,如阴霾般一直笼罩在我们心头,此前我们一直以鸵鸟的姿态逃避面对。这感觉就像在等待体检结果,心里反复回响着那句不过是聊以自慰的话:"天塌下来有高个子的人顶着……"说起来轻巧,实际上这话非但无法缓解焦虑,反倒让人因自己的忧虑而羞耻自责,仿佛这不是人之常情,而是"玻璃心"。

*某种程度上*,这份侥幸心理确有道理——只要成绩未出,就存在微小的可能性:桥西仍有可能在考场上创造奇迹,达到圣安德鲁斯大学的录取成绩,人生重回正轨……而我的生活,想必也

能随之拨云见日。如此一来,我们一家人就能告别头脑昏沉、麻木倦怠、冷漠寡言的桥西,连同那个忧心忡忡的夏天统统封印。天知道!当时的我是多么天真无知,对桥西的了解又是多么匮乏,虽然不是出于恶意,带来的伤害却丝毫不减。面对父母亲友的关切询问,我像念咒般不断重复"一切都会好起来的!",到后来我自己都快要信以为真了。

"桥西怎么样了?"

"哦,他会没事的!一切都会好起来的!"

桥西自考场归来后便对考试绝口不提。事实上,他对任何事都惜字如金。整个夏天,他不是与二三好友纵情狂饮,就是游走于各大音乐节之间——当然,最爱的消遣始终是酣睡。每当他蜷缩在床上整日昏睡时,我都涌起一股无名怒火,尤其是当西蒙和我像热锅上的蚂蚁一样忙里忙外,既要工作又要操持家务,而他却安睡房中对一切都恍若未闻时,我更是气不打一处来,几乎要用尽全身力气才能抑制住冲他咆哮的冲动:

"你怎么还不起床?"

"你没听到门铃响吗?快递到了!"

"你就不能去洗个澡或者出去走走?"

"把你那些脏杯子脏盘子拿到楼下能累死你吗?"

"为什么要我来收你的脏衣服?这不公平,桥西!"

"够了!快振作起来!赶紧给我清醒过来!"

真希望时光能够倒流,我会换种方式应对这些事。我希望改变的事太多了。

放榜日这天，我终生难忘。

桥西破天荒地在中午前就起了床。他独自打开了包含最终成绩的邮件。本早已查完自己的成绩，出门与朋友庆祝去了。我、西蒙与桥西一同坐在厨房餐桌旁，门敞开着，暖风轻拂，阳光和煦，鸟儿欢唱。若不是桥西电脑里早上收到的邮件，这本该是完美的一天。遗憾的是，家里的气氛剑拔弩张，空气中充斥着期待与恐惧。

我们的社交圈子和 WhatsApp（欧美社交软件）群组里，铺天盖地满是桥西同龄人的捷报。我当然不嫉妒他们，由衷为他们高兴。那些学生和他们的家人该是多么欣慰与喜悦，必然正忙着开香槟庆功，兴高采烈地规划着大学的住宿与旅行，准备迎接即将到来的新征程。但说实话，看到这些，这些欢腾的讯息让这个本已艰难的日子愈发煎熬。

我们没有开香槟庆祝，也不需要收拾行囊。相反，我们围坐着，十指紧攥，心跳如雷，安慰的话在紧张的舌尖上打结。事实上，桥西仅凭既有的知识储备，几乎没怎么复习，就奇迹般通过了三门考试，我和西蒙欣喜若狂，简直不敢相信自己的眼睛！我发自心底地为桥西感到骄傲！但桥西的神情告诉我，此刻任何安慰都苍白无力，他进入圣安德鲁斯大学的梦想破灭了。他没有达到学校要求的成绩，那个预留的入学资格已然化为泡影。意料之中，他的分数降了几个等级，得了一个 A、一个 B 和一个 D。天呐，我简直不敢相信此时此刻写下这些时，竟觉得这三个字母荒谬至极又无足轻重。区区三个字母——A、B和D，竟有如此强大的影响力，承载着足以改写人生的重量。多数人拿到这样的成绩都会欣喜若狂！这一切是多么讽刺啊。用这种简单愚蠢的评判方式衡量一个人的智慧高低，真是荒唐透顶！桥西在没有外界辅助的情况下取得的成绩，在全国范围内已属前列，但对桥西来说，这显然是个大大的退步，这是他精神世界崩塌的明证，关键是，这串字母终究未能叩开他心仪学府的大门。

"他们……他们不会录取我。我……我做得不够好。" 他嗫嚅着，面色苍白，眼底泛起雾气。

"你已经创造奇迹了，亲爱的，克服了重重困难，你做得很棒！"我们试图安慰，但他目光如刀地盯着我们，仿佛在说，"你们在说谎"。

西蒙强打起精神将电话搬到餐桌，掀开笔记本屏幕："好了，我们现在走补录程序。"这套补录系统可以让未达预期成绩的学生争取高校剩余名额。这感觉有点像虚拟的抢椅子游戏，成绩不理想的学生争抢着越来越少的名额。

"别担心，桥西！一切都会好的。"又是这句万金油般的安慰，此刻连我自己都不再相信。

登录大学招生服务中心官网后，我们开始在生物专业剩余学位名单中大海捞针。圣安德鲁斯大学刚刚就发放了一个名额，这所坐落在爱丁堡以北的顶尖学府，此刻或许正给某个超常发挥的幸运儿拨通电话。回首看来，这一切真的很滑稽：我和西蒙就像在演一场糟糕透顶的闹剧，拼命抛出夸张的台词，填补令人窒息的沉默。

"诺丁汉！多好的地方，我们试试那儿！"

"赫尔大学？天哪，赫尔太棒了！"

我强颜欢笑，脸都笑疼了，而桥西始终低头盯着膝盖。如果我是个全然置身事外的陌生人，目睹这男孩瑟缩的模样，再听听西蒙急切地列着清单，加上我在旁边喋喋不休地提出各种积极建议，定会立刻叫停这一切：太过分、太快了……*让这孩子喘口气吧……不是每个人都非得去上大学*……但做事后诸葛亮总是容易的。他出生时，我就发誓会永远为他战斗，此刻，我和西蒙正在并肩战斗为桥西争取入学机会。

我永远不会忘记儿子坐在那里，颤抖着双手拿着电话，拨号，深呼吸，闭上眼睛，声音颤抖，结结巴巴，还带着哭腔。当电话被转接时，他终于哭了出来。我和西蒙陪着他一起哭。

"你好，我……我叫桥西。我刚拿到成绩，请问贵校生物学专业是否还有名额……"

我们逐字逐句教他该怎么说。他把这些话潦草地写在一张破旧的纸上，这张纸我至今仍保留着。它时刻提醒着我那个可怕的清晨，也让我明白要跳出当下来看问题：试着像旁观者一样看透表象，以不同的视角看问题。若时光肯倒流，我不会再急着给桥西写台词，不会急着把电话塞到他手里，不会再问"你觉得去斯旺西大学怎么样？"而是会问"这是你真正想要的吗？你觉得现在上大学对你来说合适吗？真的非上不可吗？"

在连续听到几个"没有"之后，终于出现了一线希望，阿伯丁大学给他提供了一个名额。要是可以，我真想顺着电话线过去，亲吻电话那头的女士。她给桥西扔了根救命稻草。我知道他可能不会接受阿伯丁大学的名额，他对那里了解甚少、举目无亲，但这不是重点：有人愿意录取他，在桥西觉得自己被全世界冷落、抛弃时，这份接纳胜过千言万语。

"天哪，桥西！阿伯丁！太棒了！是阿伯丁啊！"我激动得语无伦次。

"那里肯定很美！阿伯丁！我记得它在海边。你最喜欢大海了，你可以去航海！我想那里有很多鱼，还能去徒步登山。"

"登山？"西蒙挑了挑眉毛揶揄道，暗指桥西这辈子都没登过山。

"妈妈，你去过阿伯丁吗？"桥西轻声问。

"没有。我没去过。"我不得不承认。

"你知道它具体在哪儿吗？"

"呃，不，不太清楚……"

我想那天我们是第一次，也是最后一次笑了。说实话，如果这是桥西想要的，我们当然会全力支持他的选择。直到我在地图上查看，发现从家到那儿开车要近九个小时，或要花费高昂的机票钱转机，忧虑才悄然蔓延。我主要担心万一桥西需要我们的帮助，我们根本无法第一时间赶到。当南安普敦大学的录取通知姗姗来迟时，西蒙和我如释重负。那所大学离家仅两小时车程。桥西却始终目光涣散，仿佛游离在这场拉锯战之外。

每当想起这件事，我的喉咙就会哽咽，胸口涌起深深的悲伤。这是我第一次看到桥西处于极度焦虑和恐慌之中，而我却束手无策、无能为力，不知该说什么、做什么，这太折磨人了。这是我生命中最后悔的日子之一，常常午夜梦回而惊醒。说来蹊跷，在桥西的成长过程中，有过一些更惨烈的身心波折，但这看似寻常的一天却始终萦绕在我心头。我时常思忖其中缘由。

个中缘由令我难以启齿——显然这更多关乎我自己的执念，而非桥西的意愿，也迫使我直面背后残酷的真相。我一直努力让桥西留在一所我认为对他这样有读写障碍的男孩最适合的学校，将本不宽裕的金钱源源不断投入这个教育体系中，希望它能让桥西成为"最好的自己"。那些漂亮的成绩单仿佛成了一种证明：证明我每月存入学校银行账户的血汗钱，那些本可以用来购置一辆可靠座驾、去度假、买衣服甚至理发的钱，能够花得物有所值。这可以说是对我所放弃的一切，尤其是早年苦苦牺牲的一种自我安慰。潜意识里，我甚至想向那些孤立、霸凌桥西的男孩，以及他们趾高气扬的家长，炫耀我儿子的成功。我想要向全世界证明：他不仅参赛，还夺冠了！这些阴暗心思令我羞愧难当。

我们又一次陷入了荒唐的倒计时战斗中，愈发惶恐。我和西蒙依旧盲目地奔跑着，紧闭双眼，伸开双臂，张皇失措。唯一的不同是，这次的"无知者无畏"不是被恐惧所驱使，而是被希望的星火点燃。获得入学机会固然很好，但同时我们也意识到，要让桥西为上大学做好准备，我们还有很长的路要走，而时间却非常紧迫。

桥西按既定程序迅速确认了南安普敦大学的录取名额，但最后只是敷衍地点了点头。我本来期待他有更热烈的反应——即便没有雀跃欢呼，至少松一口气。但他几乎是不情愿地打开亲朋好友寄来的"贺卡"，看都没看就扔到一边，然后直接回被窝躺着了。我想这是我第一次怀疑，他是否真如我们一直以来所坚信的那样，正在经历一段有"终点"的旅途，是否真的会有一天，阳光再次照耀，他能变回我们熟悉和喜爱的那个桥西。

我想念那个总能妙语连珠、见解犀利的男孩，但我不得不怀疑，是不是有其他因素在起作用，抑制了他感受快乐和享受乐趣的能力。我决定去了解一下抑郁症，这个念头已经在我脑海里盘旋好一阵子了。我在网上浏览着症状列表：

精力不足或持续疲倦

总是疲惫不堪

出现"脑雾"，难以清晰思考

注意力难以集中

感到坐立不安、烦躁

想哭，总是不自觉流泪

不想与人交谈或相处

不想做平时喜欢的事

借助酒精或使用药物缓解情绪

难以应对日常琐事

感到"心力交瘁"

我本希望初次涉足精神疾病领域能证明我的担忧是多余的，还想着也许会因自己的怀疑毫无根据而如释重负地大笑，但这份症状清单却让我心惊胆战、寒意蔓延。我的儿子几乎符合所有症状！这是一个警示，也是我第一次使用"抑郁症"这个词。这个令我深恶痛绝的词，从此如幽灵般盘踞在我的身旁，无论身处何地、与谁相伴，总在梦境与现实的夹缝中徘徊。每当听到这个词被误用，我就会汗毛倒竖、胃部痉挛。

**抑！郁！症！**

我对着天空吐出这三个字，感觉有一块尖锐的大石头卡在我的喉咙里，压迫着声带，阻碍着呼吸。说实话，很疼。

这个词让我联想到失败者的画面：垂头丧气、身心俱疲、卧床不起的人，双眼红肿，满是泪水，脸上带着一种苍白、挥之不去的冷漠，弥漫在悲伤之中。我很抗拒给桥西贴上新标签，毕竟他这辈子已经被贴过太多标签了。可内心深处，我希望他能告诉我，他觉得自己可能患有抑郁症。至少这样，我就有了一个医学术语、一个确凿说法，为他的症状与行为提供注解，或者至少有助于理解他。我偏执地认为，只要他能直视我的眼睛说出"我抑郁了"，那么我就能看着别人的眼睛，坦然告诉他们我儿子抑郁了,终结那些含糊不清、模棱两可的托词。比如,我曾羞愧地用"他最近身体不舒服"搪塞亲友。这该死的词究竟意味着什么?

不舒服?

光是写下这个词就让我怒火中烧,难以想象抑郁者听到这话会是什么感受。你能想象自己被慢性疾病折磨,而有人把这种感受轻飘飘地描述成"不舒服"吗?

一次又一次……对不起,桥西。

这再度印证了我的笨拙无能:带着一厢情愿的虚伪笑容粉饰太平,试图让一切看起来美好,却对桥西承受的苦难一无所知,结果将他推入更黑暗的深渊。

这个标签或许有用,甚至很合适,至少能为桥西和他身边的人指明方向,但同时,我又不希望把这个词像旗帜一样,钉死在我儿子这只小船的桅杆上。

承认这一点让我羞愧难当:我不愿他成为被标签定义的病人,不愿他成为"那种人"。讽刺的是,**他已经是"那种人"了!**

真相是,潜意识里我惧怕他亲口承认患有抑郁症,因为我真的不知道得知这个消息后该怎么办。一瞬间,昔日那些无解的疑问再次向我涌来:

该如何治疗?

解药在何方?

是否需要服药?

该寻哪位名医?

089

有没有那种阳光圣地，去疗养一下就能康复？

快走锻炼可有效？

喝碗我亲手做的热汤呢？

拥抱一下呢？

我知道，我都知道，这一切都很荒谬，荒谬透顶。事后看来，其实没那么复杂。在内心深处，我知道如果桥西承认自己患有抑郁症，当"**抑郁症**"三个猩红大字像一面醒目的旗帜，在我们前行甚至是艰难爬行的旅程中高高飘扬时，漫漫长征才刚刚开始，而前路迷雾重重，我不知道该准备些什么，也完全辨不清方向，甚至不知道我们要走向何方。

在桥西离家上大学，本即将读大学预科的前几周，两兄弟心理健康状况的差异愈发明显。我们在楼梯口压低嗓音叮嘱本，"桥西身体不舒服"，同时鼓励他出去玩，享受生活，挥挥手送他外出过夜，转身守着熟睡的桥西。我们天真地希望如果他睡得够久、够深，或许能恢复"精神焕发"的状态，醒来时能大大地伸个懒腰，打个哈欠，步履轻快，跟我们说声"哈喽"！当然，我们现在知道，对抑郁症患者来说，这是不可能的，就连起床、洗澡或梳头都可能变得异常艰难。

尽管如此，我们还是看着他，满怀希望，给他做好营养丰富的饭菜，为他诵读南安普敦大学宣传册的片段，告诉他学校里所有美好的事物："快看，桥西，学校有个电影院！"我们幻想着咖啡馆、酒吧、滑雪社、摄影协会这些字眼能点燃他眼底的星火，让他兴奋一点，但徒劳无功。若要说起他的情绪，唯有"听天由命"四个字。他极安静。我和西蒙反复讨论，相信等他到了校园，努力融入其中，学校生活或许能让他充实起来，燃起他让我们无比怀念的生命热情。

那是个清冷的周日早晨，桥西悄悄下楼，蜷坐在厨房餐桌旁。他面色灰败，蓬头垢面，睡袍皱巴巴裹在身上，眼神空洞茫然。就在昨日，我们刚为他购置了大学所需物品——新被褥、文具、餐具……我仿佛能听到时钟滴答作响，为他离开的日子倒计时，而眼前的孩子却似一具失去灵魂的躯壳。我不知道该怎么办，恐慌感油然而生。我知道我得做点什么。

我正在为家人做早午餐。西蒙在花园里忙活着，本赖在床上刷剧。当我忙着做事且只有我们两人时，似乎更容易开口聊天。趁四下无人，我试探道：

"桥西，妈妈想起几位曾患抑郁症的朋友，当然我不是说你也有啊，"我一如既往地小心翼翼，生怕给他强加标签或误导他的想法，"我发现他们说过的很多话、提到的很多事以及他们的行为，嗯，似乎和你最近的状态很像。"

他抬眼望来，眼神单纯如出生那一刻，当时他躺在我膝头，也是这般天真懵懂地看着我："真的吗，老妈？你这么觉得？"

换作寻常时日或在交谈轻松话题，我肯定会笑着接茬："可不是嘛！*长得像香蕉,闻着像香蕉,尝着像香蕉,那八成就是……*"

但此刻容不得半分戏谑。我们正在谈论桥西的大脑，他那美好、聪颖、独特、神秘又极具魅力的大脑,而潜台词很残酷:它似乎出"故障"了。

"那么,桥西,你觉得自己可能有抑郁症吗?"我以近乎哼唱的轻柔语调追问,试图缓和我口中抛出的连珠炮般的话语冲击。我背对着他,在炉灶边翻炒着鸡蛋,屏住呼吸等待他惯有的反驳,那种尖刻、诙谐又深刻的回击,只有桥西能以黑色幽默的方式化解紧张气氛……但这次只有沉默。我脸上挂着僵硬的笑容,转身看向餐桌,却瞥见我那已经成年的儿子泪如雨下。他哭得像个受伤的孩子,豆大的泪珠从脸庞滑落。

"我累了,妈妈,"他从因悲伤而扭曲的嘴里艰难地挤出这句话,"我真的好累。"

我放下炉灶上的活儿,凝视着这个垂头而泣的少年,我的心也随着他在抽泣。他低着头,整个人仿佛崩溃了,双眼红肿,眼眶布满血丝,脸上带着一种苍白而挥之不去的冷漠,整个人都浸满了哀伤。

就是这样,那个词还是出现了。

既是结束,也是开始。我们说出了那个词。

抑郁症。

桥西正饱受抑郁症的折磨。

这个词我听过很多次,但了解却很少。它不是人们情绪低落的万能借口吗?我曾想,如果用上"抑郁症"这个词,感觉康复不会那么容易。人们常说"与抑郁症共存""与抑郁症抗争",

而不是轻松提起"我患过抑郁症"。一股绝望感涌上心头,这对我是个巨大的打击。多可笑,直到这时我内心深处仍抱有一线希望,盼着他能恢复活力,欢跳着奔向大学。我搂着啜泣的桥西,目光越过他的肩膀,望向花园里忙活的西蒙,我知道稍后我把这一刻讲给他听时,他对桥西早日康复的希望也将破碎。我不想这样。

"你还想去上大学吗?"我轻声试探。

"想。"

"确定吗?因为……"

"确定!"他打断我。

"桥西,你想和其他人聊聊吗?比如医生?"

"不!"他大声吼道。

"他们也许能给你一些帮助,或者提供一些建议呢?"

"不!"他低吼着推开我。

他从餐桌旁跳起来,冲上楼梯。我心里不断问自己:我们究竟该怎么办?!

# 第十章
# 新起点

桥西

> 人生，不过是一场与自己内心幽暗的永恒斗争。
> 
> ——亨利克·易卜生

等待考试成绩公布的那段日子，感觉一眼望不到头，其实也不过才八周而已。生活仿佛按下了暂停键，倒也恰合我意。我还是没日没夜地昏睡，大门不出二门不迈，在忧郁情绪中越陷越深。奇怪的是，成绩公布那天，我的情绪波动不大。这本该是激动人心的一天，特别对总是"强颜欢笑"的妈妈而言。那一段时间，感觉时间的流动先是如慢镜头般凝滞，又接着切换成闪电般的速度飞驰，我根本掌握不了平衡。我被南安普敦大学录取了。巧的是，我中学时期最要好的朋友也将去那儿。这所大学是罗素大学集团的一员，生物专业声誉卓著。我应该高兴，对吧？在某种程度上我确实是开心的，但同龄人那种首次离家求学的欢欣雀跃，我全然体会不到。没能去圣安德鲁斯大学的失望，远远超过了被南安普敦大学录取的宽慰。整件事感觉就像吃了败仗，是退而求其次的选择。当时我还没意识到，我感受快乐的能力早已所剩无几。就算是喷火战机乐队（Foo Fighters）在音乐节的主舞台上宣布我被录取，再让我坐着保时捷跑车飞驰回家，我的感受也不会有丝毫改变，不过是淡淡的漠然，近乎无动于衷。回望过去，这显然是我当时状态变化的重要征兆。

从接受录取到学期初动身前往南安普敦之间，时间过得飞快。从我呆坐在厨房餐桌前研究"补录"系统并争取到入学资格后的光阴，不过短短数周。这几周我大多时候都是精神恍惚，此刻才惊觉时日无多，不免心慌意乱。一想到要在一个陌生的地方开始新生活、结识新朋友，忐忑与戒备之心油然而生。至于即将开始的课程与学业压力，我压根儿都没去想，感觉一切都离我很遥远，完全超乎我的想象。

从家人到朋友，甚至还有那些素未谋面的网友，每个人都不停地跟我说，未来的大学生活有多棒，我能拿到录取名额有多幸运。我就像被裹挟在洪水中身不由己、随波逐流，丝毫感受不到所谓的幸运与欢欣。事实上，一种难以名状的恐惧如影随形，我甚至无法捕捉到恐惧的来源。我很害怕，但又说不清楚自己到底在害怕什么，那就保持沉默吧。

我寄望于在一个新地方重新开始，也许能帮我摆脱那折磨我的疲惫和悲伤。我暗自期盼着，等搬进学生宿舍的时候，之前搞砸了我 A 级考试的那种心神涣散、无法集中精力学习的状态会自然消退。但在内心深处，我对自己表示怀疑，只是从未表露。我没跟任何朋友说起我的感受，对谁都只字未提。这种太过私密的隐痛，很难与人分享。我一直反问自己："我到底哪里不对劲？"身边人都在追逐梦想，而我却像条咸鱼干一样，他们对生活的热情，让我感到格格不入。

动身前往大学前的一个周日早晨，妈妈和我有过一次简短的交谈，"抑郁症"这个词第一次出现在我们的对话里。某种程度上，说出这个词对我而言算是一种释放，甚至是一种解脱，但同时也很惶恐、很痛苦。当这个词语被宣之于口，"潘多拉魔盒"已然打开，魔咒再难收回。现在回想起来，如果当时我们能更深入地聊一聊我到底是怎么回事，抑郁到底意味着什么，一切或许会更好。我想我们没这么做的原因，是我们俩都有点莫名的尴尬，以及我内心根深蒂固的羞耻感，尽管这种羞耻感毫无道理。

我一直自我辩驳，虽然症状很符合，但我不可能真的患病吧？我觉得我们都在下意识地否认和害怕。这种逃避与恐惧，大概源于我们对打开"潘多拉魔盒"后果的担忧，后来发生的一切印证了这种恐惧绝非空穴来风。

我对上大学没什么热情。我一直在等待那种兴奋感造访，可它始终未曾降临。更多时候，这像是一场大家期待我进行的，按部就班的人生仪式，尤其是百分之百的同龄人都要去上大学的时候。而且我也别无选择，顺着这个既定的"光明大道"走似乎更容易，哪怕我真有精力去反抗，也懒得去做。我天真地以为，远赴南安普敦便能将抑郁症的阴霾抛诸身后。实际上，与其说这是一种信念，不如说是一种自我麻痹的盲目期待：或许换个环境，我的大脑能切换到正常频道。

当"抑郁症"这个词第一次在家里被说出口的时候，其实这个可能性早已深深埋在我的潜意识深处，但说出来完全是另一回事。妈妈提起这个的时候，我只想让她赶快闭嘴。这个话题太沉重了。我既不想谈论，也不想承认，这已经超出了我当时的心理承受阈值。在那次谈话后不久，我鬼使神差地在网络词典检索了这个词条。

*抑郁症：*

*名词。*

*指极度沮丧和消沉的感觉。*

*例句：自我怀疑悄然滋生，很快转为抑郁状态。*

*近义词：忧郁、痛苦、悲伤、不幸、哀愁、悲戚、阴郁、沮丧、灰心、消沉、萎靡、情绪低落、闷闷不乐、气馁、绝望、凄凉、哀伤、喜怒无常、悲观、无望。*

我反复默读词条，颓然地靠向椅背。我心里明白，如果要钩选自己的状态，以上所有描述，我都得打钩。但我决定沉默以对，不想深入讨论这个问题，我还没准备好承认自己有精神疾病。这不仅难以启齿，而且这个念头把我吓得够呛。每当脑海中浮现"抑郁症患者"的形象，我会想到一个苍白、虚弱、萎靡不振的瘾君子模样。这些特征无论过去还是现在，都很难想象会出现在自己身上，光是想象就令人窒息。

精神疾病——承认自己脑子有问题，这似乎是最糟糕的事，向别人承认更是难上加难。我心底仍残存着侥幸，或许诊断有误？也许不是抑郁症呢，也许它会自行消失呢，也许我的情绪有一天能突然好转，我就能像大家期许的那样开始追逐生物学的学术梦想。

父母驾车从布里斯托尔出发送我上学。当车子载我进入潮水般的车阵与神情懵懂的新生中时，我注意到有些人已经开始三两结伴。我心里闪过一丝不安：怎样才能成为他们那样的人呢，那种能说会道、能与陌生人谈笑风生、约酒畅饮的社交达人？这对我来说简直比登天还难。我选择以自己擅长的方式来应对：低下头，无声无息没入人群。

后备箱塞满了宜家购置的新枕头、羽绒被等各种杂物，父母想方设法让这间灰不溜秋的宿舍充满生气。记忆里母亲总是在那个小房间里忙前忙后，把空间布置得满满当当：将书摆在窗台上，把笔码在笔筒里，在地上铺开鲜艳的地毯。她一边拆东西，一边喋喋不休地宽慰我，让这逼仄的空间显得愈发拥挤了。这是妈妈的一贯作风，不禁让我无名火起。我知道她肯定在想，如果能把我的房间布置得如电影或宣传册里的学生宿舍那般温馨、整洁，那我就有可能像其他学生一样朝气蓬勃地融入校园生活。她就是不明白，永远也不明白，这更让我生气。她的"修补癖"虽然是为我好，但在当时的我看来，不过是试图用一个创可贴来治疗"枪伤"。最刺痛我的是她根本看不到这一点，不明白这样做对我什么用都没有。这再次证明，她不理解抑郁症根本无关外在，而是关乎内心。

我当时就发脾气了，让她别再瞎忙活，赶紧回家。她已经做得够多了，从把小厨房的橱柜塞满东西，到往我的布告板上贴满各种纸条……而我只想一个人待着！躺下！睡觉！

妈妈哭了，又惊又怕，他们最终还是离开了，带着对我的各种不放心。我立刻瘫倒在床垫上，紧闭双眼。就在那一刻，我开始意识到，这种疲惫感，这该死的、如影随形的、随时吞噬我的"黑狗"，并不在乎我睡在什么样的床榻上，也不在乎我住在哪个地方，它什么也不在乎。它唯一在意的，是要将我撕咬啃食殆尽。闭眼的刹那，我潜意识里感觉到我和抑郁症的纠缠不会那么早结束，相反，这里可能就是疯狂滋养它的温床。但我沉默依旧，一部分原因是不愿面对现实，另一部分原因是父母尚未驶出学校停车场，但最根本的，是入学首日就给自己宣判，这么悲观可能为时过早。说起来挺傻的，我心里还残存一丝丝侥幸，固执地希望一切都是错觉。我很害怕，非常害怕。我想逃跑，我想一直睡下去，我想回家。我想有人陪着，但又想一个人待着。我不知道自己到底想要什么，各种念头在矛盾中彼此撕扯，整个世界都乱套了。

那天我整日整夜窝在房间里，像烂泥一样瘫在床上。生命仿佛被抽空了。透过窗户，同学们的欢声笑语、呼朋引伴的喧闹晃过耳侧。恍恍惚惚之间，我当时在想，如果按个按钮就能让自己消失，我会毫不犹豫这么做。那个时候，我并没有把这个想法和自杀联系起来。但也许这就是悲剧的开始。周遭人声喧嚣，而我却像游离在外的幽灵，冷冰冰地旁观着一切，尽管我就身处其中。

住进学生宿舍才几天，一切都更明显了，我不愿出门，我恐惧社交，我总是疲惫不堪，我连洗衣服、做饭、打扫卫生都很难自理。干脆就无视这一切，睡觉、再睡觉、一直睡觉，一睡方休吧。

于是我就这么做了。

讽刺的是，我偶尔还是挣扎着起床参加关于如何享受大学生活和如何应对孤独的迎新讲座。学校还组织了社交活动，唯一目的就是让大家相互认识。记忆中有个基督徒给我递来了个三明治，但我脑子有点混乱，画面记不太清了。我只记得我迷糊了，不，比迷糊更加迷糊，是迷失了，我记不清自己是谁了。

我以近乎自虐的方式"适应"着大学生活。我大多数朋友都把离家上大学看作开启自由人生的契机。自由！对我来说却恰恰相反：这是我纵身跃入窥视已久的幽暗深渊的机会。我再也不用担心妈妈或西蒙突然拾级而上，从门缝里探出头来看看我，或者一杯一杯地给我送冷饮。这何尝不是某种自由？只是和我同龄人所追求的自由截然不同。我终于不用伪装，不必强撑，坦白地说，竟有种解脱的快感。

我的单人宿舍坐落在一条安静、灯光昏暗的走廊，跟城外工业园区里任何一座平淡无奇的办公楼一样。那些招生手册和社交媒体里渲染的大学画面，欢声笑语、同窗情谊、彻夜狂欢、派对激情……悉数幻灭。好吧，如果是派对，那也是那种像奶奶辈组织的冷清派对，几乎没人来，能喝的只有橙汁，而且所有人晚上七点整就被父母准时接走了。

走廊里的生活……嗯，谈不上什么生活气息。本以为带独立卫浴的单人间能带来安静和私密感，没想到成了孤独的牢笼。最初几天，我把自己关在房间里，听着其他人在走廊上窸窸窣窣地来来去去，我知道如果我再不强迫自己出门去融入人群，孤独感只会疯狂滋长。

妈妈、西蒙和爷爷奶奶不停地打电话、发短信，一个劲儿地追问："交到朋友了吗？过得开心吗？"不管出发点有多好，他们的关切都是一种无形的重压。索性以"都好"搪塞过去，然后等着他们如释重负的叹息声从电话那头传来。至少他们会因为这个谎言而睡个好觉。他们的宽慰愈多，愈让我觉得自我封闭是一种失败。我再次被打回原形，回到那个背对着全班同学而坐的孤零零的男孩。

我鼓足了毕生勇气，才敢踏出房间，顺着喧闹声敲响楼下合租公寓的门，里面听起来像是在开派对。我做到了。尽管素昧平生，但潜意识在提醒我如果再不走出那个房间，必将陷入万劫不复的恶性循环。置身人群时，我觉得自己很扎眼、很尴尬。这绝不是主人招待不周，他们很友善、很热情。问题全出在我身上，是我那该死的错乱的神经在作妖。

这群人后来成了我的酒友、夜店搭档，甚至橄榄球场的队友。可惜打了一两次之后，我就非常不舒服，我的身体再次扼杀了我重拾挚爱运动的奢望。

即便身处大学校园，这份挫败感依旧如蛆附骨。

在这个阶段，我还没有完全被抑郁症吞噬。内心偶尔"放晴"，我能勉强与人交际，天空也暂时没那么灰暗。我会去上课，扮演一下"正常"的学生。这种"正常"状态短则一日，长可维系一周左右。偶尔的"正常"给了我一点虚妄的希望。

如今回望，酒精成了我自我麻痹的最佳处方。我开始酗酒。虽然不是每天都喝得烂醉如泥，但保守估计每周至少有四天是醉醺醺的。我不太记得到底喝了什么、喝了多少，但一定是惊人的剂量，而且是烈酒和啤酒混着喝。我不能说谎：有那么几个寻欢作乐的晚上，给了我一点错觉，感觉人生很美好。醉意朦胧时，我终于能像同龄人一样和同学打成一片。想来讽刺，那些在夜店结识我的人，完全想不到那个神采飞扬的年轻人，正经历着怎样暗无天日的生活。我贪恋着酒精赋予的"当下感"，终于甩脱了抑郁的锁链。更重要的是，我产生了能与命运抗争的错觉，也愈发迷恋烂醉后的断片时刻，能让我彻底从纠缠我的焦虑中解脱出来。

我一直觉得，能考上大学，学习自己钟爱的学科，是顺理成章的人生乐事。但现实狠狠给了我一耳光，这种失望让我更为颓废。学期初我去上了几节课，装模作样地做了一些课程作业，仅此而已。如今想来，南安普敦大学的教学水平一流，但我当时精神状态不对，无法从中受益，宁愿睡觉、逃避，也不愿参与其中。而且和中学不同，没人在乎你是否出勤，反倒成了我的庇护伞。靠着残存的知识储备、P博士的慈悲和对专业领域的那点老本，我就这么混过了这学期。仅剩的理智告诉我，吃老本混日子不会有好果子吃，早晚会"爆雷"——只是时间问题，不是会不会的问题。这种等待真相揭露的感觉，不断锤击着我的心理防线。

期末考试还是到了。父母又给我来了电话，周周都是如此，我也周周向他们信誓旦旦地保证"一切都好"。那段时间糟透了，我竭尽全力粉饰太平。简直是"压力山大"，连续四十个小时不眠不休地疯狂补习：猛灌咖啡，死记硬背，打个小盹，然后接着"抱佛脚"。拖着疲惫的身体去考场时，整个人仿佛行尸走肉，考完我爬回宿舍，倒头就睡。在近乎癫狂的恶补之后，我会睡上几个小时，然后到下一场考试迫近，再度堕入恐怖的轮回。我清楚地记得，有一场考试我的手抖得厉害，几乎握不住鼠标。这再一次说明，失眠、高压伴随大量咖啡因，正严重侵蚀着我的身心健康。

我不知道自己怎么了。混沌，恍惚，恐惧。作息彻底崩溃，但晚上我还是强打精神与狐朋狗友们厮混。没有人察觉我的异常，没有人知晓我正站在悬崖边上，正在用指尖死死抓住狭窄的边缘，我知道，我快要抓不住了，早晚会松手，然后来个标准的自由落体。我想起了去年夏天，更对这种直直坠落充满恐惧。

有一件事，比日复一日待在南安普敦那无聊凌乱的房间里应付考试更让我心惊胆战：那就是不得不回家，然后继续假装一切都好。

但可悲的是，我知道，回家的日子终究会来临。

# 第十一章
## 步入正轨

阿曼达

> 幸福，不过是漫长悲喜剧中的惊鸿一瞥。
>
> ——托马斯·哈代

把桥西留在南安普敦的那天，我的心像被剜去了一块。西蒙开车送我回家的路上，我泪流不止。这和我想象中电影里那种欢送的场景相差万里。每隔几分钟我就想拨电话去了解他的状况，但西蒙提醒我，是给桥西独立成长空间的时候了，要让他有独自生活的信心。如果我每隔几分钟就盯着他，不信任他能照顾好自己，这对他百害而无一益。道理我怎么会不懂？但内心还是有点难过，放不下一个母亲的担心。

回到家后我问西蒙："新闻里常有大学生出事的消息，你说桥西会不会做什么傻事？"

他隔着桌子望着我："比如？"

我实在说不出口"*轻生*""*自杀*"这些字眼。

我一直盯着西蒙，直到他走过来把手覆在我的胳膊上说："不会的。那孩子聪明着呢，绝不会做傻事。"

当晚桥西在睡前发了条短信，"一切都好"，他一向都是这么回复。看到这几个字在屏幕上闪烁，我睡得安稳了许多。

日子一天天过去，没有紧急来电，没有灾难降临，身为母亲的我，或者说我们这对夫妻，渐渐放松了下来。西蒙和我重拾二人世界，享受这段没有孩子在身边的时光。我们的关系也更加亲密，花更多时间在一起，参加新书巡讲，夜晚漫步在布里斯托尔码头，不再只把孩子作为聊天的焦点话题。孩子们离家求学，对我来说是一堂意外但终会到来的成长课。本在当地的一所学院上学，穿梭于各种社交与团体运动，很少回家。我们偶尔南下探望桥西，或者桥西周末回家的时候，我也没再见他整天瘫卧在床。他的通话总是很简单，跟我们交流也很敷衍。不过他说自己过得不错，正在积极交朋友。我相信了他，甚至暗自庆幸把"抑郁症"用在他身上有点为时过早。我放松了警惕。他没有流露出任何陷入困境的迹象，而我竟把他仓促结束通话的姿态，猜想为年轻人急着结束聊天奔赴精彩约会的急切。我甚至为这种猜测偷着乐。多么讽刺！

随着孩子们羽翼渐丰逐渐独立生活，我被迫开始反思如何把握"安全兜底"和"过度溺爱"之间的微妙界限。平衡之道谈何容易？或许潜意识里，我仍渴望他们需要我，这更多的是出于我对自己母亲角色的眷恋，而不是因为他们真正需要我。每每想到桥西在远离我的陌生环境中如鱼得水,我甚至有点难过。难道我竟是问题的一部分?这念头让人如芒在背,不敢深究。

每次和孩子们联系上或者联系不上的时候,我总会有些担心,老是问西蒙:"你觉得孩子们是真的好吗?"西蒙总是坚定地点点头。几周过去了,我的担忧也渐渐平息。随着桥西第一年的学业临近结束,我越来越乐观,甚至可以说欢欣鼓舞,开心极了!大家都这么说,如果他能顺利度过第一年,不出什么岔子,那接下来就会一帆风顺,我也深以为然。桥西显然正在往好的方向发展,证据就是他没有逃回家窝在床上,而是留在大学里,似乎在尽情享受大学生活。

我很高兴孩子们终于步入正轨,我和西蒙都觉得没什么可担心的了,忧虑都是庸人自扰。就在桥西上大学的第一年,我们终于开了瓶香槟,举杯相庆:两个儿子都安顿好了,我终于能高枕无忧。本在学院如鱼得水,日渐成长为社交达人。桥西也从黑暗中走出来浴火重生,我由衷为他们骄傲。我有意无意地忽略了社群媒体里关于桥西的一些刺眼画面:每张照片里他都醉眼惺忪、满脸浮肿、身形踉跄,要么搂着神志不清的陌生人傻笑,要么直接瘫倒在地不省人事。这些帖子从来不是他自己发的,总是他朋友顺手提及他。我自己都不敢承认,每当我看到桥西的帖子时,心里都会猛地一紧。

与西蒙讨论时,我们都觉得要适时提醒他不要酗酒,等他下次回家时和他聊聊酒精容易成瘾的事。但我们还是很欣慰,因为他交到了一群新朋友。我们还自我宽慰：大学生豪饮不是常态吗？这不正是当年自我封闭的他最需要的社交尝试吗？天知道，当看到那个曾终日昏睡的孩子竟现身夜店狂欢，这不正是我所希望看到的他的样子吗？何况除每周通话外，桥西和西蒙交流得更频繁了，我们每月至少会去南安普敦一次，带他出去吃午饭或者喝杯咖啡。身为母亲，我坚信如果有什么不对劲，我肯定能察觉端倪。母子连心，我肯定能感应得到……

我一直引以为傲的，就是我和桥西关系亲密，认为自己有很好的育儿技巧，而且在涉及他的事情上，我的直觉通常都很准。大一期末考成绩揭晓时，这种直觉又一次得到了验证。桥西成绩优异，我为他感到无比高兴，坚信他正朝着拿学位的目标稳步前进，生活正步入正轨——不只是正轨，简直是一片光明！

大二开学前，桥西回家度过了一个漫长的暑假，他看起来精神状态还不错，只是有点安静，略显疲惫。我们知道他一直很劳累，我们很高兴他能借此机会休养生息。几个月前，他、本和一群朋友策划了跨国旅行，我们当然是全力支持，劝他们趁没有账单、房租压力和工作束缚的大好年华，尽情享受青春和自由。我从小就相信，人生最美好的事情就是读万卷书、行千里路、阅天下事。这是破除偏见、融入广阔世界的必修课。若经济允许，我年轻的时候也想奔赴诗和远方。但我当时最多只能坐着气垫船去滨海布洛涅一日游，只有半小时左右的时间在海风呼啸的海滩上走走。

我渴望孩子们创造不同的成长经历，为他们的冒险精神感到兴奋，也希望这次旅行能给桥西注入新鲜的生命力，让他有机会了解自己，找寻自己在辽阔世界中的位置。他们规划好了路线，要穿越柬埔寨、泰国、越南和马来西亚，饱览异域风情，奔赴派对狂欢，还会和浪迹天涯的"驴友"们碰面……真是让我羡慕不已。

启程前两周，我看着他们收拾好行囊。临行前夜的晚餐上，兄弟俩谈笑风生、兴奋不已。但我们能看出，他们表面的自信之下，也藏着一丝谨慎。这很正常：像这样踏上人生的冒险之旅，不可能没有潜在的危险。但我们深信，跨越险阻、应对意外的过程，正是他们成长的一部分。

学期末的时候，我们把桥西的行李都装进车里，帮他从学生宿舍搬到了镇上一个破旧区域脏兮兮的合租宿舍里。这房子当时空着，桥西被分配到阁楼上的一个房间，从图片上看尚可，但实际上屋顶很低，高逾一米八的桥西根本无法在屋内直立。我们只能把他的东西扔到楼下一个小房间里，想着房间挺多，住的人可以随便挑，天真地以为总会有个子矮的学生愿意住阁楼，这样大家就能和谐共处了。

我们大错特错。就在旅行前夜的晚餐上，我接到某位怒火中烧的学生的来电：桥西误闯了分配给别人的房间。天呐，那通电话真是让人震惊，对方情绪非常激动，最终承受余震的唯有桥西。他本来不该在即将开始的新学年里，还为住宿的事焦躁不安。我看着他的脸瞬间阴沉了下来，宣布放弃旅行。他态度很坚决。那通电话以及随后因为一间破卧室引发的混乱，竟让他内心蛰伏已久的焦虑"怪兽"以一种超乎想象的狰狞姿态破牢而出。

我既愤怒又难过。这次旅行计划已久,他也为此辛苦攒钱,这是孩子们去闯荡世界的大好机会。然而,就在他即将登机的前一晚,钱包里塞好钱,口袋里揣好护照和机票,背包里装好洗净熨妥的衣服时,我们却还在努力说服他不要因为某个不相干的人的叫嚷,就错过这一生中难得的旅行。我和西蒙都觉得,如果他放弃旅行,不仅会后悔,还会加深"冒险和欢愉都是属于别人的,我什么都不会有"的念头,那个永远背对全班同学而坐的桥西将永远困在阴影里。我们竭力劝说他踏上旅程。

这是正确的决定吗?时至今日我仍在反复质问自己。作为他的母亲,我只能看到那些导致他想要轻生的小失误,没有意识到这些失误就像一块块垫脚石,每一块石头都由一个事件、一句话、一次经历堆砌而成,最终引向了2016年11月那个可怕的日子。

当他终于同意去旅行时,我又立刻陷入了矛盾之中:如果他们遇到困难,他该怎么办?如果我们需要去找他,又该怎么做?我不愿意把责任都加在本的肩上,尽管后来他们大部分时间都是分开旅行,去了不同的国家。本大概觉得桥西情绪低落的时候很难相处。他们在国外时,联系自然有限,但通过短信或偶尔的电子邮件发回来的消息都是积极的:"*一切都好。青年旅社不错。待会见。*"

听上去没有什么可担心的,但也看不出他旅行是不是快乐。在过去一年左右的时间里,我们已经习惯了桥西这种简单平淡的交流方式。

当桥西和本结束为期数月的旅行归家时，一切变得更糟糕了。我满心期待，甚至可以说是祈祷，他回家时能踏着轻快的步伐归来，笑容灿烂，活力满满地迎接新的一年，重燃对生活的热忱。我再次天真地（究竟要写下多少遍"天真"二字，我心里的羞愧感才会消失呢？）认为逃离故土、家庭与校园的桎梏周游世界，对桥西来说是一个喘息的机会。我又一次一厢情愿地把自己的处世逻辑投射于他，毕竟我自己的经验是，当我感到不堪重负或者困难重重时，换个环境或者去海滩走走总能让我恢复平静。可这方法在桥西身上失效了。

我迫不及待地盼着孩子们旅行归来，想听他们讲述在我从未踏足之地的冒险经历，满心期待着翻阅无数寺庙、海滩、酒吧的照片，还有陌生人的面孔。这样我就能透过他们身临其境感受旅行的乐趣。我做好了晚餐，冰好了啤酒，激动地等着孩子们推开门的那一刻……

桥西推开门，我看到的是一张阴云密布的脸，我的心一下子沉了下去。他勉强挤出一个微笑，说自己玩得很开心。这不咸不淡的态度一下子让我明白，这世上似乎没有任何地方、任何经历能让他快乐起来。本则很高兴地回到家，整个人焕发出沉稳的自信。他跟我们说，这次旅程让他度过了最美好的时光，遇到了很棒的人，领略了令人惊叹的风景。我们都觉得，他们能克服重重险阻平安归来，可不是件容易的事。天知道，这俩孩子还觉得用侧放的烤面包机烤披萨是没问题的,从房顶发射火箭差点砸中邻居汽车时还一脸无辜。那还是在他们亲密无间的童年时光,桥西生病后两人就走上了不同道路。不用说,看到他们安然无恙地回家,所有可能的灾难都已经避免,我还是欣喜若狂。我至今都清晰记得桥西的样子,皮肤黝黑,头发像鸡窝一样,胡子拉碴,浑身透着疲倦。我希望这只是旅行劳顿所致。但我注意到,他的眼神空洞而不见底。

很快我就意识到桥西的疲惫并非旅途劳顿所致,而是比之前更为深重的身心交瘁。两个孩子走进门厅,我亲吻了本,又踮起脚拥抱桥西,这可不容易,因为桥西有一米八八那么高。他把头靠在我的肩膀上开始抽泣。我感到一阵恐惧,他沉重的悲伤几乎将我淹没,我的泪水也不由自主地奔涌而出。我们四个人尴尬地站在狭小的空间里,所有庆祝的念头都一扫而空。西蒙和我面面相觑,全然不知所措。事实上,在桥西与抑郁症抗争的漫长过程中,这种无能为力的感觉一直都在。我们脸上总是凝固着同样的迷茫神情,皱着眉头绞尽脑汁,满心希望并默默祈祷着,我们的大脑能灵光一闪想出解决问题的绝妙主意。如今五年过去了,没错,我们做对了一些事,但也犯过不少错误。我们的困惑和忧思从未停止。

"没事的,桥西……"我轻声安慰,可连自己听着都像是谎言。他点点头,但我们都心知肚明,事情远没有那么简单。有一点是肯定的,在这压抑无比的氛围中,冰啤酒和庆功宴都失去了存在的意义。

两个男孩把脏衣服、礼物、露营装备和沿途搜罗的可爱纪念品一股脑儿堆满了屋子。桥西送给我一尊从寺庙旁小摊买来的小金佛，至今仍被我珍藏在抽屉深处。本跑去洗澡，桥西则拖着步子去睡觉了。约莫一个小时后，我轻手轻脚推开他的房门。他睡得很沉，黝黑的皮肤在白色床单的映衬下显得脏兮兮的，但这都不重要，世界的一切都不重要，只要我的孩子能得到他渴求的片刻休息就好。我把那尊胖乎乎的小金佛捧在手心，默默祈祷着。

我祈求他醒来时能感觉好一些，平静一些，眼中能多一点光彩。但佛祖没有答应我的祈求，那些被我临时抱佛脚念叨的其他神仙也保持沉默——我当时把各路神仙都拜了一遍。

这一次，我确确实实察觉到情况不太妙。问题在于，我不知道该怎么办，我既不想打乱他回南安普敦开始第二年学业的计划，又不想破坏他期末考试成绩带来的荣耀（那些分数此刻还在记忆里发着光），更不想他再次陷入令人心痛的自我封闭状态。

我竟然相信去年夏天桥西的阴郁只是一段小插曲，紧紧抓住那些自以为是的"事实"：桥西在南安普敦大学的第一年过得很精彩，社交活跃，成绩优异，在独立成长的大学道路上高歌猛进。我愿意相信这些，如此、如此渴望这一切都是真的。

他又一次"长"在了床上。

我的心碎了。

我感觉他的学位课程岌岌可危，连带未来数年的规划都要化为泡影。那些规划曾给我安心的错觉。如果他不回大学,那接下来该怎么办?我当时仍然相信,规律的学习和生活,和同龄人相处,循序渐进走向独立,才是对他最好的疗愈。

# 第十二章
## 一张通往远方的车票

桥西

> 人生最为孤独的时刻，莫过于眼睁睁看着周边的世界分崩离析，而自己却只能木然伫立。
>
> ——F. 斯科特·菲茨杰拉德

旅行，不过是又多了一个活生生的证据：过上了他人所梦想的一种生活。多好的机会啊！你的时间完全属于自己，你这幸运的家伙！你会交新朋友，周游世界，坐在沙滩上，喝着冰啤酒，与来自世界各地不期而遇的游客在温暖的海水中嬉戏。看！大家都是手握旅行入场券的幸运儿。

我尝试过了，真的，但一切都是假象。这绝非梦想中的样子，至少对我来说不是。完全不是。一想到要辗转于一个又一个国度，在一成不变的机场一次又一次办理登机手续，坐在嘈杂的空调候机区，盯着闪烁的航班信息屏幕仔细辨认信息，我就感到烦躁难安。此刻，很难回想起来我曾经还期待过这次旅行，我之所以去，可能更多是因为害怕错过什么或碍于情面勉强成行。所有体验对我来说都像是一场折腾、一堆麻烦。更糟糕的是，挤在闷热得让人窒息的公交车上，完全没有个人空间，整个世界都快贴到我脸上了。一遍又一遍地和陌生人交朋友，围坐在餐桌旁费劲地解读那些字迹模糊的简易菜单——有时成功，有时失败。我们晒出了同款古铜色肌肤，穿着一样的棉质短裤，熟练地撕下冰啤酒瓶上的标签，等待轮到自己一遍遍讲述千篇一律的故事："越南很美，泰国很热，马来西亚物价惊人，果阿（印度旅游圣地）听起来很有趣……"

我努力不让自己听起来像个装腔作势的蠢货，但我既没精力对这些经历添油加醋来彰显自己的与众不同，也不想展现自己的才智或幽默。如今，几年过去了，那些旅行中的夜晚在记忆中早已模糊成一片。青年旅社里聚集的人群漫无边际地聊着令我昏昏欲睡的故事，在不同国家的陌生酒吧里，流淌着同样平平无奇的叙述，窗外永远晃动着同样朦胧的海岸线。

无论和哪群人在一起，笑声都像墨西哥热浪一样此起彼伏，但我只能机械地点点头、喝口酒，心思完全不在当下的奇闻轶事，也不想接话，而是一直纠结于翻看行李，担心证件可能丢失，为时间安排、货币兑换和语言障碍忧心忡忡。虽然周围的人都很友善，我只希望他们别来烦我。我希望所有人都别来烦我。我和本也分开了。他去了越南，而我独自奔赴柬埔寨的吴哥窟。这趟旅程还是有点值得的，即便在精神恍惚的状态下，我也能感受到这座圣殿的特别。

在某种程度上，我感到内疚。我知道自己应该更享受这些经历，毕竟有无数同龄人会为了同样的机会不惜一切代价，要是能有这样的机会，肯定会毫不犹豫地抓住。他们中的许多人还在省吃俭用，就盼着有一天能买到一张踏上旅程的车票。没错，成千上万的人……但不包括我。我常常看着那些与我同行的人，感到如此之孤独，要是我这糟糕的关节允许，我真想拔腿逃跑。在这种匪夷所思的生活中，我感觉自己像个冒牌货，一个即便面对最奇妙的经历也一心想要搞砸的冒牌货。这意味着我几乎无法与旅伴们共鸣，无法在拍摄那些美妙绝伦的风景时感受到同样的喜悦或惊叹，当然前提是我还有心情拍照。我不过是镜头的附庸，根本不想去关注镜头之外的世界。

那种空虚感再次将我淹没。说起来难以置信，这次旅行对我来说就像一项任务，一份苦差事。我怎么能这么想呢？但这就是事实。多么荒谬啊！我身处天堂，心里想的却只有钻进被窝，与世隔绝。当然，问题不在旅行本身，也不在和我一起旅行的人，更不在那些热情接纳我的美丽国家。问题出在我自己身上。当然是我自己的问题！我无意中极大地辜负了那些胜地，但结果就是如此。

如今，抑郁和忧思的迷雾稍稍散去，我时常想着有一天故地重游，丢掉相机，独自一人，去凝视、去聆听、去感悟、去欣赏那些我曾目光呆滞、匆匆走过的地方。我也许会和一群人围坐在桌旁，分享一瓶冰啤酒，说不定我还能讲上一两个故事……

我疲惫恍惚地回到家。妈妈和西蒙问个不停，我实在受不了。不管他们本意多好，我都觉得是在审问我，更不想站在那儿编造那些所谓"改变人生的冒险经历"的谎言，因为事实根本不是那样。

我想我当时情绪崩溃了，彻彻底底崩溃了。

我径直走进卧室。

接下来在家的三周时间，我一直都窝在床上。

躲起来谁也不见。

我记得爷爷奶奶来看我，他们想知道我旅行的所有见闻，我知道他们满心期待听到我讲述异国风光的精彩故事，但一切，即使面对最慈爱的脸庞，对我来说都像一项苦差事。这让我倍感愧疚，因为我明白，他们的快乐源于知道我过得开心、玩得愉快，但我过得不开心，玩得也不愉快，连装都装不出来。我能读出他们眼底的失落，我的沉默扫兴和死气沉沉让他们失望了，但我无能为力。我不知道该怎么做。我甚至都忘了怎么强颜欢笑。

感觉没过多久，我们又开始往车上装东西，准备回南安普敦开启我的大二生活。我整个人相当麻木。我在家的这段时间，妈妈和西蒙大部分时候都战战兢兢、如履薄冰地围着我转，好像我是玻璃做的。其实他们没错。我就是玻璃做的：如此脆弱，轻轻一碰就碎成一地。他们在走廊里的窃窃私语声，缓慢的敲门声，趁我入睡时蹑手蹑脚走进房间张望的声音，都快把我逼疯了。一切都让我烦躁不已。不止一次，我听到妈妈在门外喃喃自语："我该怎么办……"我缩进被子里把头埋得更深，心想："*我也一样啊，妈！*"我知道自己对他们毫无耐心，尖刻孤僻，越发让他们小心翼翼、紧张分分，而这只会让我感觉更糟：这情况糟透了，焦虑感爆棚，我们就像陷入了越挣扎越紧的僵局和噩梦，真是见鬼了！

经历了那场住宿闹剧后，他们觉得合租的房子不适合我住，也不利于我的心理健康。在我外出旅行的时候，他们在城里一个受学生欢迎的地方给我租了一间单人公寓。公寓很不错：崭新的独立厨卫，配备齐全的沙发、书架、舒适的床铺、灯具、装饰画，厨房里连咖啡机和杯盘碗盏都一应俱全。我记得当时想，如果住在这里的不是我这个决意拒人于千里之外的家伙，倒可以在这儿做做饭，还能叫朋友来玩。但这地方对我来说没有归属感，四壁崭新而陌生，仿佛误闯了别人的"电影"片场。

我机械地在妈妈的帮助下收拾行李。看着她把几盆绿植摆在窗台，絮絮叨叨嘱我怎么照料它们。左耳进右耳出，我根本没听。她的存在让我烦透了，时时刻刻提醒着我、刺痛着我，我其实一直在原点打转。自从我第一天搬进学生宿舍，她做着同样的事情起，对我来说，一切都没有改变。如今我多少明白她的苦心：在对我的精神状态束手无策时，她只能试图抓牢那些她能掌控的琐事。我只想让她别管我了，盼着她赶紧离开好让我睡一觉。啊，没错，我那老朋友——睡眠，那给我带来安全感的毛毯，那给我带来一点快乐（哪怕是假的）的避风港，我的天堂。睡觉，睡觉，睡觉……满脑子只剩下这个念头。

我记得她在停车场紧张地徘徊，手里拿着包站在砾石地上，准备开车回家。

"你会没事的吧，桥西？"

"会的。"

"你觉得你还会有点抑郁吗？"

"我觉得不会。不会的。"

"要是你……要是你想找人聊聊……"

"我不想！"我打断了她。

"但要是你想呢。"

"我不想！"我真的真的希望她赶紧走。

"我能帮你做点什么，桥西？"

*你可以滚远点，别来烦我*，这是我内心的想法。但我却说："不用。"

"桥西，你有过自杀的念头吗？"她紧盯着我的眼睛，仿佛在寻找线索。

这是个很严肃的问题，最为严肃的那种，我想我早该料到她会问，只是没想到该怎么回答。真到了这一刻，似乎最简单的办法就是轻描淡写地敷衍过去。但事实是，我确实想过，虽然不是太多次，但我知道，这对我来说是一种备选项。仅此而已。我心知肚明，要是承认了，妈妈肯定会崩溃，而那是我绝对无法承受的场面。还不如这么说，然后静静看着她离开，省得面对她不可避免的歇斯底里。

"别犯傻了。"我几乎是喊出来的,她听到后露出了如释重负的微笑。

打钩。

打钩。

打钩。

打钩……继续打钩吧,桥西小子,这样就能把一切都挡在门外。至少我当时是这么想的。

我不觉得妈妈傻,恰恰相反,但关键是要让她放心离开,别忧心忡忡,更别回家后又打电话来,把这番对话再重复一遍……光想到这个可能性就令我窒息。现在回头看,她的询问和关注其实是在逼迫我直面内心深渊,而这是我最不想面对的。那时的我,宁愿把头埋进沙子里逃避现实。我还在努力理清一切,同时又要把那些黑暗的想法赶走。

# 第十三章
## 第六感

阿曼达

> 有一个字，可解生活诸般重负与苦楚，那就是"爱"。
>
> —— 索福克勒斯

就在桥西回南安普敦的新公寓准备开启大二生活前夕，我和西蒙有一次漫长而艰难的谈话。我们明白他如今已是成年人，拥有掌控自己命运的权力，我们不想让他有被剥夺自主权的屈辱感；但另一方面，他仍是我们的儿子，我们需要知道怎样才能最好地帮助他。唯一的办法就是想办法清楚地了解桥西的生活状况，以及他正在经历什么。看到他旅行归来后精神萎靡的状态，是时候直面残酷的真相了：桥西在大学里的真实情况，或许并不像他表现出来的那么好。我惴惴不安地想，他在没有我们支持的情况下，就被打发回南安普敦，后果不堪设想。最终，我艰难地决定联系桥西的大学导师。这个决定对我来说重若千钧。

指尖悬在发送键上的瞬间，心里不由涌起一种背叛感。这种

"偷偷摸摸"的行为，要是桥西知道了肯定会大发雷霆。此刻他的自信心空前脆弱，无时无刻不在焦虑，任何未经许可的窥视和越俎代庖，尤其是来自至亲的不信任，都会狠狠碾压他的自尊。

这种"告状"行为让我很不舒服，但顾不得这么多了。我需要确认校方是否察觉桥西的任何异样，或者发现他抑郁发作的征兆，更想找到见识过类似情形的专业人士指点迷津。或许，只是或许，这个人能给我一些建议，帮助我们所有人走出迷宫。我字斟句酌地写了一封邮件，解释说我这样的沟通可能越界了，教授可能无权透露学生的隐私信息，但能不能告诉我一点，哪怕一点点线索，来帮助我们清楚地了解桥西的情况？我绞尽脑汁地斟酌用词，拼命掩饰内心越来越强烈的歇斯底里。其实我真想一脚油门开车冲向南安普敦，揪住教授的衣领大喊："救救他！救救我们。我儿子到底怎么了？我该怎么办？告诉我该怎么做！"我当然没有这么做。

对方很快就回复了一封邮件，简短、礼貌而且专业："在未获得学生本人授权前，请原谅我无法讨论或披露任何个人信息。"

就是这样。没有商量或进一步讨论的余地。

我的手指停在键盘上方，光标在回复框里明明灭灭……我颤抖着敲下："*感谢您的回复。我理解，真的理解，但是……如果这是生死攸关的事呢？如果事关他的心理健康呢？如果这关乎他可能辍学呢？*"（是的，那时我就用了"辍学"这样惊心的字眼，虽然当时我还没深思熟虑过这个问题。）

我精心构思着回复的内容，尽力保持礼貌和理性，试图唤起这位女士的恻隐之心。同时也明白，无论我怎么撼动，制度枷锁往往坚不可摧。我瞥了一眼案头那尊小金佛，按下了发送键……但第二封回信依旧公事公办，令人失望。很明显，无论什么情况，没有桥西的明确许可，学校不能也不会和我谈。

这些年我时常反思当时的处境，仔细剖析英国高校普遍的隐私保护机制。这确实是个烫手的两难命题：一端是撕心裂肺的亲情，另一端是冷冰冰的规章制度。学校需要宏观理性的制度来调和，因为这涉及保护大多数人的权益。在数字时代，个人隐私与信息安全的重要性与日俱增，数据保护早已成为棘手的公共议题。我知道，让学生确信自己的私人信息受到保护至关重要，更何况我们谈论的是享有完全公民权的成年人。未经他们许可，谁有权力获取他们的数据呢？我也意识到，并非所有家长或监护人都会以善意的方式使用通过这种途径获取的信息。事实上，正是那些心怀恶意的人未经授权获取个人数据，才带来了一些危险后果。我理解，我都理解。只是当你的孩子正在深渊边缘摇摇欲坠时，我是多么渴望能抓住任何一根救命稻草——哪怕需要暂时蒙上道德的双眼。

我的问题，或者确切地说是"挫败"，在于尽管年轻人从学校和家庭的庇护生活中走出来，踏上成年之路很重要，但从中小学生到成年大学生的转变实际上是质的改变和飞跃，这种改变不仅对学生来说如此，对父母而言，在情感和心理上也是相当大的一道坎。我很欣慰情况正在改变，许多大学都参与制定了《大学心理健康宪章》，"该宪章由主要慈善机构与高等教育机构携手制定，致力于将师生心理健康确立为校园核心议题，对践行优秀范例、显著改善心理福祉的院校予以表彰"。该宪章还承诺探索一个关键问题，即是否可以考虑实行"选择加入"，允许学生在自愿前提下，授权校方向家长或指定信任者共享其心理健康状况。

在许多学生自杀的悲剧案例中，与家长的沟通和信息共享问题都被反复提及。BBC新闻报道了2018年5月布里斯托尔大学学生本·默里的死亡事件。在死因调查中，他的父亲痛苦地表示："如果一个为了A级考试努力学习的新生没来上课，学校应该主动联系家长。"默里夫妇对儿子濒临崩溃毫不知情，更对学校在发现他"没来上课"后未采取任何行动感到悲愤。他还说，本·默里之前曾告诉学校工作人员他感到"焦虑"且"身体不适"，但这些求救信号却被他们草率地忽视了。

同样地，在2019年1月22日的《卫报》上，娜塔莎·亚伯拉哈特的父亲激动讲述他女儿自杀前的状况。娜塔莎是一名二十岁的物理系大二学生，热衷于音乐，喜欢攀岩和烘焙。她的父亲在女儿与学校之间的电子邮件往来里发现她曾透露自杀的念头。"在那之前，我们一直以为这场悲剧是因为她将痛苦深埋心底，没有向任何人倾诉，但事实上她曾试图呼救！"老人颤抖的声音里透着绝望。

我由衷支持"选择加入"机制：当校方有充分理由担忧学生

心理健康时，可按照事先授权联系家长或监护人。这将是多么大的进步！

遗憾的是，当时桥西的大学没有这样的机制。由于没有"选择加入"的机制，校方阻断了沟通渠道，迫使我们只能将信任交给冰冷的制度，祈祷儿子需要我们时会大声说出来。我当然想念本，但对桥西的感情有所不同。我不仅牵挂他，还为他担惊受怕。该在多大程度上介入并表达这些担忧呢？这又回到了那个平衡的老问题：既要在远处编织无形的安全保障网，又得克制过度干预的冲动。我原以为自己对这种远程育儿驾轻就熟，但未曾想到，当我们试图帮助有心理健康问题的孩子时，信息匮乏成了必须克服的巨大障碍。

事实是，在桥西高中毕业那一年，《大学心理健康宪章》还没有出台。通常来说，学生们会在六七月结束高中学业，突然离开他们唯一熟悉的教育体系和环境。而在原来的学校世界，如果他们翘课、没交作业、运动受伤，或者有任何心理问题，你肯定会接到电话、收到家书，或者至少会有一位教职员工来处理这些情况。这意味着，如果我们幸运的话，学校对孩子的关怀是家校双方共同的责任，大家都认识到，正如那句非洲谚语所言："养育一个孩子需要整个村庄。"但对桥西以及许多像他这样的孩子来说，离开高中学校仅仅八到十二周后，这个孩子就可能在大学新世界里摔跟头、被孤立，甚至抑郁、自残、逃课，或在各种困境中越陷越深。而作为父母的你，在千里之外对此毫不知情，在你所爱的人需要帮助的时候，也无从下手。

我的切身体验是，前一天我还在全方位地为儿子的幸福负责，积极参与并回应所有信息，第二天我却突然被切断了一切联系。对桥西这样"脆弱"的孩子来说，这几乎是致命的。我不是说家长应该像孩子小时候一样，事无巨细地掌握他在学校里的动态，绝非如此！而且在大多数情况下，本就超负荷运转的大学工作人员与学生家长根本无需沟通。但令人欣慰的是，一些变化正在发生，家校沟通制度已经开始建立，当有必要时，对学生福祉的任何担忧都能以更全面的方式共享和处理。

我认为大学各自为政的心态和思维方式需要改变。跨院系之间沟通的匮乏，与其他服务部门和危机学生家庭的隔绝，在我看来，这与一个从道德和法律层面都有责任为学生提供最佳安全保障的教育系统背道而驰。太多令人心碎的案例证明，这种全面协作和信息共享的机制来得太晚，往往是事后才提供。在一些学生自杀的案例中，那些预警信号，甚至学生亲口承认身处危险或挣扎的情况，都没有被分享或传达。对一些家庭来说，直到至亲死亡进行死因调查时，他们才惊觉失去的亲人曾拼命伸手呼救。这是多么剜心蚀骨的痛苦！具有讽刺意味的是，若时光倒流数月，他们仍然身处中小学教育系统中，那些呼救就会被及时发现，所有忧虑都会得到第一时间的处理。

我和许多同龄孩子的父母聊起过"空巢综合征"。我从没想过自己会被这种情绪困扰。毕竟我的生活忙碌充实，早就制订了一长串计划：丢掉闹钟睡到自然醒、练练瑜伽、养养猫狗……一旦不用再操心接送孩子上学，这些计划就能实现。可当摆脱了这些琐碎时，我竟有一种莫名的空虚失落感，竟会如此怀念接送孩子上学的日子。得知不只有我一个家长，会在深夜沿着昏暗的走廊"飘"进孩子空荡荡的卧室，把脸靠在他们的枕头上，闻着孩子留下的淡淡味道，然后痛痛快快地大哭一场，我心里多少有些宽慰。说来可笑，我曾以为自己肯定不会想念孩子身上的各种"臭味"。不说笑了，其实我非常非常想念他们的吵闹声，我想念他们的存在，想念那种每个晚上，深爱的人都安然无恙栖息于同一屋檐下的安心感。

与我联络的那位教授绝非坏人，恰恰相反，她每次通信结尾都很友善，甚至让我觉得，她多想透露出更多隐情。事实上，我也渴望她能这样做。

我没信心和桥西提起这个话题。我知道以他目前封闭的状态，他只会甩出"别管我""我很好"的挡箭牌。可所有和他接触的人都清楚，他根本就有事。最后我试探着问他："要不要和妈妈或学校老师聊聊？"当然我隐瞒了已和学校联系的事，而且我明知要和学校沟通必须得到他的许可。他用力地摇头，眉头紧拧，愤怒地吼叫："不！绝对不行！"斩钉截铁又充满惊惧。

他的过激反应愈发印证了我的担忧：一切并不像表面那么风平浪静。我怀疑桥西到底在隐瞒什么。我的思绪又恍惚回到了桥西那"藏在衣柜里的黑暗怪兽"的童年噩梦，我想尽各种办法安慰他，无论他做什么、说什么，都永远不会改变我们对他的爱，他可以和我们聊任何事，任何事！他一脸茫然地盯着我，眼睛睁得大大的，像只受惊的小鹿。我决定不再追问，那一刻他只需要知道，无论发生什么，母亲永远是他最后的依靠。

想到要把桥西独自留在我们在南安普敦为他租的公寓里，我心里就很难受。当初趁他旅行的时候，我们火速租下这处公寓，把他的东西搬到了那儿。因为我们知道学生区的房源很紧俏，更不忍心让他蜗居在那间直不起腰还有霉味的宿舍里。这间单身公寓相当不错，换作年轻时的我肯定会很喜欢，为拥有如此现代化的小窝雀跃不已。

然而，桥西似乎对这个公寓以及我们为他准备的一切很冷淡。这可是我们为了让他首次离家后独自生活更顺利而精心安排的。我不明所以。第六感拉响警报，一种不祥的预感涌上心头。但我所能做的只有祈祷，祈祷他能健康成长，除此之外，我看不到其他出路、其他结果。

不管我们提了多少次，他既不愿意向我敞开心扉，也拒绝和专业人士交流。我们只能隔靴搔痒地叮嘱，提醒他合理饮食、多晒太阳、散散步、健健身、游游泳、见见朋友，希望这些能让他心情好起来。所有常识性建议在未知的深渊面前都苍白如纸。地基已经摇摇欲坠，然而我们根本不知道自己将要面对什么。我不得不相信桥西在谈论他的情绪和感受时是真诚的，我也别无选择。

讽刺的是，我的写作事业正蒸蒸日上。坐在电视访谈节目的聚光灯下,我娴熟地微笑着接受采访,对小说里的情节侃侃而谈,但心里始终盘旋着桥西忧郁的面容。短短数年,我每年出版几本书,而且都登上了畅销书排行榜榜首,那种美妙的成就感一直让我很享受,我也对此一直心怀感激。偶尔我会想起自己身处小学课堂,在课堂上宣布长大要当作家的时候,那个尖酸刻薄的老师投来嘲笑的目光。她挑起的眉毛,刺破了我年少的憧憬,打击了我的理想抱负:"你?写书?哈哈!"

事实证明她错了。我不仅能写一本书,也许我能写一百本,谁知道呢?我在电视上露面的次数越来越多,还找到了在广播领域的发展空间。我比以往任何时候都更忙。我全身心投入写作,要周旋于小说的编辑、交付以及各种宣传活动,无论是在英国还是全球,日程安排都很紧凑。不得不承认,事业和家庭的天平在悄然倾斜。或许潜意识里,我需要相信桥西没事,才能专注手头的工作:写出最好的书,让它们尽可能成功。许多个深夜,我带着对新书的构思入眠,一想到在我努力发展事业的时候,可能把桥西的痛苦放到了次要位置,我就觉得很愧疚。但可悲的是,这或许就是真相。我天真地想,如果我能在工作上取得成功,就能获得经济保障,这样就可以让桥西、本,以及我们所有人都过上好日子。

# 第十四章
# 至暗之日

桥西

> 请教我生活之道，使我视墓穴如卧榻，无所畏惧。
>
> ——托马斯·肯

大学二年级过半，我仍然独自住在那间单人公寓里。

我的心理健康状况恶化到了极点，我从社交生活中全面撤退，远离一切喧嚣。没有导火索，没有重大事件发生，只是突然间，一切都让我觉得不堪重负。我不想再和酒友们厮混，不想见任何人，甚至连酒也不想碰。

我以各种方式切断了与校园生活的联系，把世界挡在门外。我就像开启了自动驾驶模式的机器人，机械地维持着生活最基本的程序。偶尔我会在网上听个讲座，草草读几篇文章，发几封邮件承诺课程作业会按时完成。吃饭、喝水，偶尔打个电话，免得妈妈和西蒙因为担心而不断留言。就像我说的，完成基本程序。

在外界看来，我还算正常，但实际上内心早就开始失控。

一种可怕的割裂感笼罩着我。

在过去一年里,我成了一个撒谎精,将低落的情绪隐藏得很好。每当家人联系我时,我会装出一副没事的样子。我很难敞开心扉说实话,怕他们担心,怕成为他们忙碌生活的累赘。精神疾病的污名化和带来的羞耻感,比寻求帮助的渴望更加强大。我眼睁睁地看着自己一点点滑向深渊,却不知道如何阻止。

"最近感觉怎么样,桥西?"

"挺好的。"(打钩)

"需要什么吗?"

"不用。"(打钩)

"去上课了吗?"

"去了。"(打钩)

"见朋友了吗?"

"见了。"(打钩)

"要我们过来看看吗?想回家住几天吗?"

"不想。"

事实上,最后这个回答并非谎言。

我谁都不想见,尤其是那些对真相一无所知的至亲。甚至暗暗地想,我这辈子再也不会回家了。即使是这个念头也没有在我内心激起一点波澜。

父母每周例行来电,问些无关痛痒的问题,提一些毫无意义的建议,不过都是些糟糕的权宜之计。他们这样做,或许能让自己感觉好一些，觉得自己"做了点什么"，但实际上，他们的絮叨只证明了我的想法：他们根本不明白我正在经历什么，这反过来让我觉得更加孤独。

我一直在努力想准确描述这种感觉。如果说准备 A 级考试时大脑就像突然死机了，那么过去几个月的时间里，就好像电视机的色彩调节阀被悄悄关掉了。这是个缓慢的过程。从来没有某个重大瞬间或者突发事件，更像是有人慢慢调低了电视机的色彩饱和度，直到有一天抬眼望去，画面完全变成了银、灰、黑交错的色调。我记得一个阴沉的午后，我在大街上漫无目的地走着，世界看起来晦暗、沉闷，但似乎挺契合我的灵魂。我从没想过问问路人，他们看到的世界是不是也是这个颜色，还是只有我如此。

上课？我想都没想过。那是另一种生活、另一个时空里，别人该做的事。我拒绝了所有聚会的邀请，直到通讯录上的名字和电话越来越少。他们不再问我，也不再关心我，最终电话几乎不再响起。我没有去深思这件事，反而庆幸没了社交的干扰和压力，在某种程度上还感到自由。避免与他人互动的最佳办法就是把手机关机或调静音，藏起来看不见。这办法奏效了。我喜欢这种平静、安宁。

我尽可能地与世隔绝，除了每周与妈妈和西蒙的例行对话，我也只是机械地应付着：

"一切顺利吗，桥西？"

"挺好的。"（打钩）

"你想回家吗?"

"不想。"(打钩)

"我要去澳大利亚工作,你会没事吧?"

"嗯。"(打钩)。

每天从床上爬起来都很艰难,但我还是在某一天跟一位教授预约了见面。我弓着身子、拖着步子溜进教学楼。学生们三五成群聚在一起,欢声笑语,背着鼓鼓囊囊的书包,手里拿的咖啡香味四溢。我穿着皱巴巴的运动裤和脏兮兮的足球衫,头发像一把枯草,与周遭环境格格不入。

我用最简短的语句告诉教授,我想尽快结束这场煎熬,我在考虑终止课程,就此退学。这不是一时冲动的决定,但我也没有对这个重大决定权衡利弊,没有和任何人商量或寻求建议。与世隔绝的状态让我觉得自己孤身一人,退学是注定的命运。一旦这么想,我就更求速战速决,脑子里就能少一件烦心事。

教授回应说,已经好几个月没见过我的人影了!言下之意很明显:*退学与现状有什么不同?* 我含含糊糊地说我状态不太好,但没有细说。他做了个记录,点点头,示意我可以出门了。我感觉他对我来不来上课根本不在乎,更加刺痛了我的心:他当然不在乎,他为什么要在乎呢?谁会在乎一只阿猫阿狗?

没有后续跟进。没有任何进一步的建议。没有人告诉我该去找谁,该去哪里寻求帮助。他很忙,我理解。他的电话铃声响个不停,办公室外排着长队,一副焦头烂额的样子。现在我明白,当我不是透过抑郁的视角来看待世界，我知道他其实是个好人，一个忙得不可开交的好人，根本无暇在意我。他不是坏人，远非如此，但这是社会系统的痼疾。在这个机械运转的系统里，即使是最敬业的人也被行政事务压得喘不过气，像其他行业一样被数据和绩效驱赶前行。教师和学生的精神世界，都在这轰鸣的社会机器中发出无力的叹息。

我静静地离开他的办公室，心情愈发低沉。冥冥中我感到自己正不受控制地滑向一个结局、一个终点，只是不知道终点在哪里，也不可能知道。大约一周后，我正式向校方提交了退学申请。*结束了*。做出退学的决定，是一段时间以来我第一次在麻木里生出了一点掌控感：想到不用再去上课，或者至少不用再假装去上课，不用挣扎着起床，不用参与任何集体活动，终于谢幕了，终于解脱了。受够了，各个方面来说，我都受够了。整个学院，甚至整个学校，都没人来劝阻或询问原因。没有电话。没有邮件。当然，就算他们问了，我也不会坦诚说出自己的理由。我不再接妈妈和西蒙每周的电话，只偶尔发几个字的短信敷衍他们："一切都好。"这似乎就足够维系他们脆弱的幻想了。


蜷缩在小公寓的床上，我常常能听到邻居们谈笑、唱歌或者争吵。飘忽不定的声音诡异地顺着管道从燃气灶上方的排风扇钻进来，简直令人发毛。波兰租客的声音很聒噪，我听不懂他们哇啦哇啦地讲什么，他们是在议论我吗？这种执念最近才冒头，却足以令人毛骨悚然。偶有访客到来，我总神经质地问他们是否也听见这些异响，当他们说能听到时，我才松了口气。

黑暗渐渐占了上风——我只能这么形容——我的视野不断收窄。生活的方方面面都给我带来巨大的压力。学业落后的压力，决定退学但隐瞒家人的压力，每周例行短信假装正常的压力，甚至起床、洗漱、穿衣、洗衣、刷牙、跟人说话……所有这一切都耗尽了我的心力。生活被按下了暂停键，我用尽全部力气才勉强活着，阻止自己放弃……天知道我是多么想放弃啊，多想屈服于永恒的寂静。我已经受够了。

有一个我一直努力压制但挥之不去的念头不断在大脑里闪回：或许自杀就是终极答案。我把这个想法藏在心里，反复挣扎。奇怪的是，死亡的念头并没有吓到我。事实上，我还挺神往的：沉沉睡去，不再有必须醒来的烦扰。永恒地睡去。这不仅诱人，而且对我来说，是寻找平静的必然之路。我并没有真正从生死的角度去想这件事，我把它当作终结这无尽疲惫的捷径。这听起来是个简单的决定。

在病得最重的时期，凌晨3点是我最爱的时刻。万籁俱寂，世界不会对你有任何期待：没人会打电话，没人会让你做什么，只有我与宇宙在绝对静止中默默相拥。我将公寓营造出了一个永远是凌晨3点的空间，没有想过这可能带来的长期后果。这方天地仿佛存在于一个不同的时空，就像溪流中的一块巨石，独自岿然不动,任由时间的洪流在它周围静静流淌。

我记不清在彻底放弃希望、放弃生活之前,在那间公寓里度过了多少个日日夜夜。时间对我毫无意义,我早就失去了时间概念,完全不知今夕何夕。睡眠吞噬了我所有的意识,每次醒来,我都不知道自己是睡了一个小时还是一整天。白天还是黑夜,晨光还是暮色,跟我无关。

我记得妈妈在去澳大利亚参与电视节目制作前试探地问我:"出国旅行会不会让你感觉好点?想不想去晒晒太阳?"她的幼稚总是既让人沮丧,又令人惊讶。我真想冲她咆哮:她*真的*认为我的幸福就取决于某个陌生之地,只要我去那里,在沙滩上晒晒太阳或者爬爬山,然后,呵呵,我就能奇迹般地焕发生机?

每次和妈妈、西蒙、爷爷奶奶或者朋友交谈时,我确信自己听到了他们轻轻的叹息声,也能觉察到他们微笑背后微微摇头的动作,我懂。我知道他们在想什么:*这个家伙到底怎么了?懒鬼!为什么不起床?为什么不做点什么?* 我只能避开视线,在心底默念:没错,我他妈的到底是怎么了?我也希望我知道。

试图解释我身处地狱毫无意义,而且,什么都不重要了——别人说什么、想什么不重要,甚至我的生命也不重要。

你可能无法想象人竟然可以在床上僵卧那么多个小时,什么都不做,只是专注于感知每一次呼吸、每一缕光影变幻、每一声心跳,但我就是这么做的。一小时、又一小时、再一小时,就静静地躺着等待……等什么呢?可能是一个想法、一种解脱、一种感觉……我不知道。慢慢地，甚至我家乡的好朋友和大学里的新朋友都对我厌烦了。

我不怪他们。而且，我理解，因为我自己也厌烦了。厌倦。挫败。一切都感觉毫无意义。未来闪耀的一点光亮，总是遥不可及，现在都黯淡了，直到完全灰暗无光……一想到要挣扎起身面对未来，我就不寒而栗。我做不到。

承认这点很难，写下来更难，最终我选择结束自己的生命。

我想让我在世上的时间就此**停止**。

我想让一切都**停止**。

我很累，累到了极点。

生活感觉完全没有意义。

简单说，我真的真的受够了。

我知道这番坦白会带来很多痛苦。这远不只是说出几个字，而是赤裸裸地交代：我准备——事实上我渴望——抛弃这种生活，以及其中的一切人和事。我不想要更多时间，不想再"存在"。我确定自己想从地球表面消失，永远沉睡。我不想再活下去。对那些理智思考的人，那些爱我的人，我能想象他们听到这些有多痛苦。我无法道歉，因为道歉意味着我对这个过程有一定的掌控力，但我没有。我无法道歉，因为我没有做错任何事。这不是一个选择，现在我明白这是心理健康恶化的结果，是精神世界坍塌的必然。不，确切地说，在我看来，这恰恰是治愈的解药，是我一直苦苦寻找的答案。在抑郁的掌控下，我无法控制自己的思想——是我的思想控制了我。

在别人看来，我可能看起来还像是桥西亚·哈特利，说话声音也有点像他，但那时的我早已不是真正的自己。我只是一个躯壳，在严重的抑郁和焦虑支配下生活、做决定。妈妈去了很远的地方，我很庆幸少了一件需要操心和应对的事。

那是2016年11月，我计划结束自己的生命。当时我十九岁。

这对我来说很奇怪，因为我不认识你。我对你一无所知，而你却对我了解这么多。如果你从一开始就在读，你就会知道，这种自白对我来说很艰难，因为太过暴露隐私。但既然我们一起走到了这里，请容我坦诚相告。

无论你读这段话时是坐着还是站着，在办公室里、公交车上、沙滩上、沙发上、火车上、飞机上、泳池边或者床上，我能想象你心中的疑问。说实话，我并非都有答案。但我打赌你在惊讶，我有一个这么爱我的家庭，还有这么多人生机会，怎么会想从地球表面消失呢？我听到了你的疑问，感谢你的提问和思考，但我只能重申，那时我看起来像桥西亚·哈特利，但那不是他，不是真正的我。我内心已被掏空，极尽空虚，在那时抛弃这具承载着我绝望的无用皮囊是完全合情合理的。我觉得这样做就能终结一切痛苦，仅仅有这个念头就给我带来了一丝希望、一丝平静。

我变得更加孤僻。我几乎没离开过床铺。我几乎不再吃东西，只喝点水，任由那只"黑狗"吞噬一切。

大家都说，你必须跌到谷底，才能开始向上看，向前走。

对我来说，确实如此。

那时我就待在那里。

谷底。

实际上，谷底之下是什么呢？地狱？有可能。但不管那是什么地方，我就在那里，我可以告诉你，那是一个非常非常可怕的地方。

到达那个地方，我既感到兴奋，某种程度上也松了口气，因为我觉得自己不会再往下掉了，但同时也充满恐惧。

最糟糕的日子，最糟糕的时刻，那几天，现在被我归为一段暗无天日的时光。

有那么几天，我像僵尸一样在安静的房间里躺着，麻木至极，甚至感觉不到口渴。

我连续几天都没下床。

我不上厕所，不吃东西，不喝水。

潜意识里我希望自己的身体自行崩溃，因为这对我的精神状态来说，似乎是最好的结果。你可以说这是逃避，但"就此消失"的念头，成了唯一诱人的蜜糖。

我的床就像一个黑洞，把我整个吸进去。我感觉自己不属于这个世界。我不再感觉孤独、寂寞，甚至悲伤。我什么感觉都没有。

我的生命一片虚无。

未来也是一片虚无，而我对此无能为力。

这是一种全新的、无法承受的孤独感。我不再理会沿着管道传来的嘈杂声音，关紧门窗，窗帘紧闭。房间随着一天天过去变得越来越小，我也随之萎缩，直到我变成蜷缩在油腻床单上的一团死肉。我的血液在血管里浓稠而缓慢地流动，呼吸也变得绵长微弱。我闭上眼睛，思绪游荡，灵魂飘出躯壳，我能从上方看到自己在飘浮。

何等可悲的景象。

我以前也经历过孤单，但这次不是孤单的问题。这是一种绝对孤独的感觉，不仅是在这刷着木兰色漆的寂静房间里，而是在整个世界上都孤独无依。

我觉得自己就像一个小点，宇宙中一个飘浮的微粒，失去一切重量与意义。我可以肯定地说，我的死对任何人来说都无关紧要。

我不重要。

什么都不重要。

偶尔我跌跌撞撞地去厕所时，我看到镜子里自己的倒影，令人惊骇。那不是我，是被邪魔附体的怪物。太可怕了。这更证实了我躲起来是对的。踏出房门的念头，比死亡更难以想象。

我走上了一条不归路，问题不是我是否会离开这个世界，而是什么时候离开。与其说我看不到未来，不如说我甚至看不到现在。

我从网上买了自杀药丸。

就这一句话，短短十个字，如此轻描淡写，却意义重大。

我从网上买了自杀药丸！

我故意不提及名称、方法和细节。但我要说，这个过程和购买程序都惊人地简单。我为自己精心设计了一种相对没有痛苦的死亡方式，同时还能让人觉得这可能是一场意外。

现在回想起来，我能看到，哪怕是对身后之人最微不足道的牵念，都是希望的征兆，说明还没有失去一切，我的生命可能还有一点价值，哪怕只是在那些爱我、不得不和我告别的人眼中。

我永远记得药丸寄到的那一天。它们静静地躺在银灰色密封袋里的信封里，和一张披萨传单以及其他垃圾邮件一起，堆在门口的地垫上。药丸攥在手心的刹那，让我有了一种异样的感觉，我知道自己有了一条出路，我竟感到一丝安慰。我只希望这种虚无，这种无尽的、无意义的痛苦赶快结束。我坐在床边，打开装着有毒物品的袋子，硫黄的味道扑面而来。它们闻起来和我预想的一样：充满危险，像化学品，气味难闻。我把袋子藏在洗衣机底座的一个小缝隙里。刚开始的几天，我时不时会瞥一眼，但之后只要知道它在那里就够了。这让我安心。

我想选个合适的时机。

我想消失。

我想让我的生命停止。

因为什么都不重要了……

我没有和任何人告别，也没有留下只言片语。事实上，这两件事我压根儿没想过。

药丸寄到几天后，我躺在床上，盯着洗衣机下面的缝隙。我能看到装着药丸的信封边缘。我不知道时间，可能是凌晨 4 点，也可能是下午 4 点，就那样吧，我知道时候到了。

是我该离开的时候了。

我从藏药的地方抽出袋子，把药丸放在手心。我不知道自己坐在那里盯着它们看了多久，感受着药丸在我手中的重量。它们散发着危险的诱惑力，令人安心。它们很小，半透明的，里面有橙色粉末，但却是我拿过的最重的东西。

它们将结束我的生命。

就是这样。

不悲不喜。

我并不悲伤，也没有陷入过度的沉思，只是完全麻木了，机械地做着事情。我看不到接下来发生的事对我或对任何人能有什么意义。这就如同我过去的潦草人生，无足轻重，不过是我那短暂存在的一个终结罢了。

我并不信上帝，但如果你相信神灵，那么接下来发生的事就有点像是神的旨意了。我坐在床边，双腿垂在床沿，等着头晕过去——这是我大部分时间都躺着，突然起身的后果。我不知道自己坐了多久等待头脑清醒过来，但时间久到上天都插手了我的事情，久到命运将我引上了一条不同的道路。不过短短几秒，就这么几秒，但这几秒却改变了一切。

我已经好一阵子没看手机了。手机就在我床边，我瞥了一眼，

143

它处于静音状态，但此时有个电话打了进来。屏幕闪烁"西蒙来电"。我几乎是下意识地接起了电话，那端传来他一向中气十足的声音："嘿，桥西！"

我忘了回应，也忘了出声。我已经有一阵子没和任何人开口说话了。沉默了一下后，他又开口了。

"桥西？你还好吗，伙计？"

我盯着手中的药丸，低声说了句"我没事"。他说他在南安普敦开会，半小时内会顺道过来。我又瘫回到枕头上，顺手把药袋塞回床垫下。等到明天再做也没什么区别吧。我感觉自己只是闭了一下眼，心想顶多也就一分钟，突然就听到有人在用力敲门。

"嘿，小子，是爸爸！"西蒙喊道。

我拖着步子从床上起来，打开了门锁，浑然忘记了满屋的狼藉和自己的狼狈。我已经不在乎这些了。开门的瞬间，西蒙的笑容凝固："天啊，桥西！"

他走了进来，我看着他的目光扫视着房间，鼻子也皱了起来。他唰地拉开百叶窗，打开了一扇窗户。冷空气和光线像利刃一般刺过来，刺痛了我的眼睛。我虚弱地又躺回到床垫上，把头埋在枕头里。西蒙用脚把脏衣服、脏盘子和垃圾都踢到一边，然后在我床边的地板上坐了下来。

"没事的，桥西。一切都会好起来的。"

我的眼睛有一种陌生的酸痛感，眼泪忍不住流了下来。我任由泪水决堤，哭得喘不过气来，直到耗尽了最后一丝力气。

西蒙静静地坐着。"我哪儿也不去。我会在这儿陪你一整晚。没事的,桥西。安心睡吧,我就在你身边,孩子。"

他确实这样做了。

西蒙盘坐在地板上,时不时地在黑暗中伸出手来握住我的手,或是拍拍我的胳膊,嘴里不停地轻声说着安慰的话:会好起来的……你并不孤单……我会陪着你的……他说的话有些渗进了我的心里,有些我肯定没听进去,但我知道他一直在,就像我小时候做了噩梦时他守着我那样,就好像他知道只要他在我身边就足够了。而事实也的确如此。

我熬过了那个夜晚。

第二天早上醒来的时候,我的思绪依然模糊,想要离开这个世界的念头依然强烈。西蒙正在把腐烂的垃圾往垃圾袋里塞,几乎要作呕了。我之前都没注意到房间里已经如此污秽,可以说是恶心。那是个很诡异的早晨。他突如其来的存在打乱了我,打乱了我的精心计划和日常节奏,但与此同时,我又很愿意他在那儿。我们并没有真正地聊天,我闭着眼睛躺着,听着他忙忙碌碌的声音,只有在他直接问我问题的时候才会抬头看他。

"你得冲个澡,小子,"他语调温和却不容置疑,"我带你回家。"

"我不想……"

"现在由不得你想不想,桥西,"他严厉地说,"必须跟我回家,就这么定了。"

有人能掌控局面的感觉真好。我终于可以不用再操心了,哪怕就一小会儿……

# 第十五章
## 至悲之殇

阿曼达

> 比绝望更绝望的,是说不出为什么绝望。
>
> —— 佚名

在我所处的南半球,那是个阳光明媚的早晨。我正随电视摄制组乘大巴穿行于昆士兰的茂密丛林,这时西蒙打来了电话。他很少主动打电话,时差问题让沟通变得不太顺畅,而且他也清楚我常常不便畅所欲言。我很想念他,所以接起电话时,脸上不自觉地浮现出笑容。当你与一个人心有灵犀,在对方开口之前,你便能从电话的氛围中察觉到端倪,能够精准判断这通电话传递的是喜悦还是悲伤,是轻松惬意还是十万火急。西蒙没有像往常那样,用那些温暖宽慰的话语诉说对我的思念,以及盼我早日回家的急切心情。我能感觉到,他此刻脸上没有笑意。

电话那头的他稍作停顿,这让我瞬间意识到事有蹊跷,心也猛地一紧。难道是我的父母出了什么事?

"曼迪",他开口了,语气不再轻快,显得格外低沉。

"出什么事了?"我直截了当地问,额头紧贴着车窗,大巴正沿着乡间蜿蜒曲折的道路前行。虽然此刻身处千里之外的异国他乡,刚完成一档电视节目,但我的心却仿佛与他紧紧相连,因担忧而怦怦直跳,我的手好像就被他紧紧握在掌心里。

"桥西,呃……"

"他没事吧?"我催促他赶紧说出重点,脑海中已经开始浮现出一些不祥的画面。"他没事吧?"

我又追问了一遍,不容电话那头有丝毫迟疑。

"他回家了。我把他接回家了。"

"哦……"就这事吗?他打电话只是为了告诉我桥西回家了?这事儿怎么都透着诡异。我等着他继续说下去,感觉自己的心跳稍稍平稳了下来。毕竟他回家了,家就意味着安全。西蒙解释说,他察觉到有些不对劲,于是假装去开会,就赶去了桥西的公寓。

"这样啊。嗯,那替我向他问好。"我一边应着,一边留意着周围的环境,不想太大声或过于直白。紧接着,他接下来的话让我的心跳又猛地加快。

"他有一些药。他洗澡的时候,我发现了几片药丸。我在公寓里找了找,找到了一些药丸。"

我顿时感觉胃里一阵翻涌。"呃,什么样的……?"我的大脑努力想弄明白他到底是什么意思,他该不会是在告诉我桥西吸毒了吧，肯定不是，对吧？我自认为了解自己的孩子，知道他们偶尔会喝点酒，但毒品应该不可能。"是什么……什么样的……止痛药吗？"我压低声音问道。

"……药，"他说出了药的名字，那是一个我从未听过的名字，"它们装在一个银色的小袋子里。他把药藏在了床垫下面。"

事实上，我与桥西共同生活了这么多年，但一直让我深感沮丧与无奈的是，尽管我竭尽全力想要解开他的心结，让他敞开心扉，但对他在准备A级考试前突然精神崩溃的原因，我至今仍毫无头绪。

这就如同试图解开一道无解的谜题，既令人沮丧，又让人深陷其中。我首先想到的总是如何让他好起来，如何帮助他，但另一个始终萦绕心头的担忧是，究竟发生了什么，才会让我的孩子变得如此封闭？而现在，事隔这么久，西蒙竟说桥西藏起来了一些药。难道这就是桥西抑郁的原因？这就是我一直在苦苦寻觅的答案？

我羞愧地承认，那一刻我竟感到一丝释然，因为倘若我儿子真的是因为滥用药物导致的焦虑和精神疾病，至少我终于抓住一个实实在在的线索。无论这个原因多么令我难以接受，多么超乎我的理解范围，我总算有了探究的方向，有望借此找到问题根源，进而找到解决办法。因为我一心只想治好他，治好他，治好他……

我当即想到了康复中心，觉得桥西可以去那里接受治疗，戒掉任何夺走我孩子的有毒药物。和往常一样，我还没来得及问清楚详细情况，就一头扎进了"解决问题"模式。我开始考虑那些在这方面比我更有经验的人，想着可以向他们咨询最佳的应对之策，而那时我甚至还不清楚儿子究竟对何种药物上瘾。

但当然，亲爱的读者们，此刻你们比我更清楚事情的真相。你们知道桥西并没有吸毒，我丈夫同样清楚这一点。西蒙是一名军官，对毒品的警觉性极高，因为军队对毒品采取零容忍政策，而且他对新兵的生活关怀和健康状况也肩负着重大责任。他清楚自己发现的是什么。我听到他深吸了一口气，随后说出的话，如同一记重拳狠狠击打在我的太阳穴上。

"那是自杀用药，曼迪。他的状况糟透了。"

我试图开口说话，可声音却仿佛被抽走了一般，喉咙也哽住了。我的四肢不由自主地颤抖起来，感觉自己随时都会呕吐。我闭上眼睛，将头更用力地抵在车窗上，试图屏蔽客车上嘈杂的背景音和人们的谈笑声。

若说我从未想过他自杀会采取何种方式，那肯定是在说谎。会是用绳索、排气管，还是刀片？我儿子究竟会用什么工具或方式结束自己的生命呢？而此刻，我终于知道了答案，因为西蒙发现了那些药。

"我不明白。什么？怎么会这样？你们在哪儿？他怎么样了？到底发生了什么？"我声音嘶哑地问道。

"都没事了。他没事了。别担心，曼迪……"

但我知道一切都不好。什么都不好。他的安慰让我心烦意乱。

我记得他一遍又一遍地劝我保持冷静，"尽量冷静点"，还说"一切都会好起来的"。可我心里清楚，这不过是安慰人的谎话罢了。我记得自己哭了，思绪混乱，连句话都说不利索。"那他，他有没有……我是说，他现在还好吧？"我感觉自己的声音都变了调。

西蒙后来告诉我，当时我只会机械地反复问："他现在在哪儿？""他现在还好吗？"仿佛他的安慰之辞根本无法传进我的耳朵，或者说我根本就没在听。我记得听到丈夫缓缓吸了一口气，不知道他是因为疲惫还是在哭。"他在睡觉。"他好不容易挤出这句话，这个消息确实让我稍稍安心了些，因为如果儿子在睡觉，而且有西蒙在一旁照看，那么至少目前他是安全的。紧接着，我能清晰感觉到西蒙在电话那头哭泣，我也不禁潸然泪下。就这样，我们在世界两端相对无言，同时沉浸在悲伤之中，沉默中只有我们的哭泣声回荡。

我永远也忘不了那一刻。

我们约好稍后再详谈，我静静地坐着，等待着世界停止旋转，内心波澜逐渐平息，一边默默流泪。此时车上的气氛如同开派对一般热闹，人们大声地谈笑着，回味着上午的趣闻，计划着接下来的行程。而我感觉自己与这一切都格格不入。

生活中常常会出现这样奇妙的情形：在某些绝境中，陌生人的善意往往能带来意想不到的改变。就像宇宙在此时派遣了一位守护天使帮你渡劫。我不知道是不是自己哭得比想象中大声，还是冥冥中自有安排，接下来发生的事情，对桥西和我的恢复都起到了至关重要的作用，尤其是让我对他的病情有了新的认识。

我抬起头，发现坐在前排的男士把手伸到了座位之间的缝隙里。我和他一同参与了这次疯狂的澳洲之行，都是团队中的一员。这位与我同赴澳洲拍摄的伙伴风趣幽默、心地善良，而且说话直爽。他坐在女友身旁，她同样是个善良的人。当他的手伸过来时，我下意识地握住了它，仿佛这是世界上最自然不过的举动。

"你还好吗？"他关切地问道。

我大致向他讲述了儿子患有抑郁症，而且种种迹象表明，他在试图结束自己的生命。说出这些话，感觉既怪异又难以置信，但能和一个人，哪怕萍水相逢的人倾诉，心里竟觉得好受了一些。他说桥西身边有亲人陪着，这是好事。

他轻声向我讲述一个身边亲近之人也曾遭遇类似的困境。随后，他给了我一些建议，简洁平实，没有丝毫的夸张渲染。我不知道他是否还记得这件事，或者他当时对我说了什么，但他的话却深深地印刻在我心中。直至今日，每当我遇到困难，感到迷茫无措，像往常一样急于寻找解决方案，甚至有时明知无解却仍执着于此的时候，我都会想起他的话。

他说："你要知道，这与你无关，明白吗？"

就是这句话。

仅此而已。

我微微露出一丝笑容，心情稍微舒缓了些，说道："谢谢你。嗯，我知道这可能不是因为我做错了什么，或者做了什么、没做什么。"

"不。"他摇了摇头，微笑着。显然，我误解了他的意思。"我是说，*这完全与你无关*。这是桥西自己的人生旅程，桥西自己的战斗，他必须自己去面对和解决。你不能替他做这件事。"

这是一个让我豁然开朗的瞬间，但却并非我之前所期望的那种。我原本期待解决桥西问题的答案能清晰明了地摆在眼前，好让我照着做，可这个梦想破灭了。那一天糟透了：一想到这个世界上我最心爱的人竟然想要放弃生命，这种念头是我有生以来最难接受的事情。我的思绪瞬间陷入痛苦与自责之中，怀疑自己是不是哪里做得不好，我是不是一个失职的母亲，我是不是本来可以，也应该用不同的方式处理事情。

大巴上那位好心人是对的，他的话犹如醍醐灌顶，瞬间让我清醒过来，减轻了我的心理负担，也促使我思考接下来该如何冷静应对。我明白了他话中的深意：桥西必须自己去理解正在经历的一切，必须自己去解开心理健康的谜团，只有当他真正理解了这个难题，理清了自己深陷其中的困境，我们才有可能，幸运的话，看到他找到出路。

他那平静而清晰的话语，充满了智慧与洞察，不带丝毫情绪化的表达，帮助我度过了这段艰难的旅程。我每天都对这位陌生人的善意心怀感激。

大巴回到了我们入住的豪华酒店，我迫不及待地冲进房间，急切地想要与西蒙通话。我坐在漂亮卧室里那张宽大柔软的床上，此刻满心只想立刻回到家中。

我紧紧握着电话，西蒙告诉我，桥西还不知道他把那些药从房间里拿走了。

"他不知道药在我这儿。我觉得当时情况危急，曼迪，我赶到的时候……别哭，亲爱的，别哭……"

他只向我简单描述了见到桥西时的状态，把那些真实可怕的细节留到我回家后再说，因为他知道，万一我崩溃，他能在身边支持、安慰我会比较好。

他提到了那个银色小袋子，我们都很纳闷，究竟是哪个匿名的人或组织将这些致命的包裹打包、封口、盖上邮戳，然后卖给世界各地那些绝望、困苦、受伤或心灵受创的人，比如我们的儿子，以此换取金钱。

一想到我们差点就失去了桥西，我的心就像被凌迟一样痛。这一切是如此真实而残酷。西蒙告诉我，那些药丸是小小的、半透明的胶囊，很容易被误认是从药店购买的普通止痛药。就是这些看似不起眼的小药片，却足以让我们的儿子陷入沉睡，永远地离开我们。我想放声痛哭，却无法呼喊。汹涌的泪水让我一时语塞，我瘫倒在床上，蜷缩着身子，浑身颤抖，而丈夫在世界的另一端尽力安慰我，轻声说着那些他痛苦的时候我也会对他说的安慰话语。他的喉咙因绝望而沙哑，呼吸急促而紊乱。

"好在我发现了，曼迪。"

"如果他真想吃药，早就吃了。"

"等时机合适了,我们再和他谈谈这件事。"

"他还在这儿,曼迪。他还在这儿!"

"我不会让他离开我的视线……"

我过去一直心怀感激,现在也始终感激西蒙,但又忍不住担心:是的,我们可以处理掉这些药,但有什么能阻止桥西再次购买呢?

我感到无比绝望和无助,而且觉得自己与他们如此遥远、如此无用,什么忙也帮不上。

那一天是我人生中最为低落的日子之一。

我身处一家豪华酒店,参与着一个令人惊叹的项目,身边是一群出色的伙伴,其中一些人至今仍是我的挚友。我努力表现得乐观开朗,但西蒙的发现证实了儿子试图自杀,哪怕只是一闪而过的念头,确实是儿子的想法。这让我一遍又一遍地问自己:我为什么在这里?我到底在做什么?我满脑子都是那快要分崩离析的小家庭,迫切地渴望回到他们身边,这种强烈的渴望让我煎熬不已。

我决定把这个可怕的真相深埋心底,不想让周围的人也跟着沮丧,于是尽力强颜欢笑,融入大家,一分一秒地倒数着回家的日子,接到电话大约五天后,我终于可以回家。我心急如焚地想见桥西,我知道只有亲眼见到他,我的心才能真正安定下来。同时,我又莫名地担心西蒙没有把全部真相告诉我:桥西受伤了吗?心灵上受到伤害了吗?答案是肯定的,他确实受到了伤害。他不愿意在电话里和我说话,我现在知道,他其实不想和任何人说话。他只想躺在床上,把自己封闭起来,睡觉,睡觉,睡觉。

这辈子,我从未像飞机降落时那般如释重负。

西蒙把桥西留在家里,由我父母照顾,然后到机场来接我。回家的路上,我们详细聊了聊我不在家时发生的一切。西蒙看起来疲惫不堪,面容憔悴。他解释说,从把桥西接上车的那一刻起,他就一直守在他身边。他说起他们一起吃了点东西,喝了一点汤,还提到如何为桥西放洗澡水,在桥西的床头放好一杯温水什么的,都是些基本的日常细节。我静静地听着,感觉就像在听一部广播剧:那种让你全神贯注、震惊得说不出话的广播剧,因为那些台词太过震撼人心,而你只能庆幸这不是真的,庆幸谈论的不是自己深爱的人……但这一切都是真的,我们谈论的正是桥西。我已经麻木到哭不出来了。西蒙描述了桥西那间原本温馨的公寓如今变得多么肮脏不堪,弥漫着一股酸臭味,满地狼藉。他告诉我,他睡在桥西卧室的地板上,这样桥西在黑暗中就不会感到孤单,但更让人心痛的是他描述桥西的神情:"他好像在那儿,又好像不在那儿……眼神空洞洞的。"

"他到底怎么了,西蒙?"我低声问道。

他只能摇摇头。

我们谁也回答不了这个问题。

我深感愧疚,西蒙独自承担着这一切,而我却不在身边。我心里难受极了。后来我们聊起这件事,他说,讽刺的是,或许我不在场反而更好。我不在的时候,他能够毫无顾虑、坚定果断地掌控局面,而我有时过于情绪化的反应对谁都没有帮助,尤其是对桥西。但即便如此,我心里还是忍不住泛起一丝嫉妒,在桥西最黑暗的时刻,是西蒙挺身而出,成为桥西依靠的人——这本该是我的责任啊!但我把这些情绪都藏在了心底。尽管我对发生的事情感到极度震惊和困惑,但我心里清楚,在这种时候,我应该对丈夫心怀无尽的感激,而不是表达这种不合时宜的酸涩。但当时,那种复杂的情绪就是在我心中挥之不去。

我们讨论了接下来该如何应对,西蒙提醒我要尽量保持冷静,我们需要营造一个尽可能平静的氛围,让桥西能够安心休息,按照自己的节奏慢慢恢复。

"我们需要寻求帮助,西蒙。桥西需要专业的帮助,即便他嘴上说不需要或者拒绝,我们也得做我们认为对他正确的事。"

"没错。"

我们达成了共识,尽管该去何处、以何种方式寻求援助,前路依然迷雾重重。

我们决定暂时不跟桥西提及发现药丸的事情。很明显,我们的孩子正处于极度脆弱的状态,我们都明白,讨论这样一个敏感话题,任何压力、负面情绪或者被感知为指责的话语,对一颗已经摇摇欲坠的心灵而言,都可能是雪上加霜,绝非明智之举。走进家门,看到他的那一刻,我心中涌起一股难以言喻的宽慰和心痛交织的复杂情感。他脸色略显苍白,眼眶周围有深深的黑眼圈,神情有些惊慌，但他就站在那儿，活着，真真切切地站在我眼前。

我内心涌起一股强烈的冲动，想要立刻冲过去，紧紧抱住他，然后崩溃大哭。但这跟我和西蒙认为桥西需要的恰恰相反，所以我强忍着情绪，努力保持镇定。

在接下来的几天乃至几周里，我们一家人闭门不出，全心全意地陪伴着桥西，安排了一个非正式的轮班表，确保家中随时有一个人陪伴在他身边，随时能留意着他并搭把手。我的父母都知道发生了什么，我们也告诉了本。他们听到这个消息时，脸上都露出了和我一样震惊的表情。这件事无论是当时还是现在，都让人感到无比震惊。我们真的是一天24小时守着他，半夜稍有动静就会惊醒，轮流守在桥西床边，看着他在痛苦的睡梦中面容扭曲，为他掖好被子，给他递水。

我记得我跟一个朋友说我不能去参加他们的派对了，我的借口可能很牵强，而且从那以后，他就再没跟我说过话！我甚至都不知该如何解释，当我们在应对如此揪心又可怕的事情时，派对或社交活动显得多么无关紧要。只有在这种时候，你才会看清谁是你真正的朋友。我一踏进家门，沉重的压力就压得我喘不过气来，几乎让我动弹不得。

我想起大巴上那位好心人说的话，努力营造一种中立的氛围，好让桥西能自在地"做自己"，自己去理清思绪。在接下来的几周里，我会把晚餐放在他的面前，当他悄悄走进厨房倒水时跟他说声"你好"，在楼梯上相遇时对他微笑。试图营造出一切正常的氛围，这对我来说是一种折磨。我在内心朝他呐喊：*我们发现你的药了！你从哪儿弄来的？为什么要买？跟我说说话，桥西！跟别人倾诉一下啊！我们都在你身边！我们爱你！求你别离开我们！一切都会好起来的！肯定会的！求你了，求你了，求你了，桥西，别离开我们！别这么做，永远别这么做！我们爱你！我们都非常爱你！*

最后这句话——"我们爱你！"——在他的整个人生中，我一直把它当作包治百病的万能解药。直到现在，当我们逐渐走出困境，我才明白，对一个在世上感受不到任何爱意、内心毫无感觉，甚至觉得放弃生命或许是最好选择的人来说，这句话是多么空洞无力、微不足道。

桥西看起来就像一只被关在笼子里很久的野兽。他极少与人眼神交流，身体和脸不时抽搐，卧室一片狼藉。地板上到处是衣服、垃圾、空饮料罐和沾满食物残渣的盘子。他已经在自己的房间里扎根了，我理解这一点。我们小家角落里的这个小空间是他的避难所，他的避风港。如果他想不受打扰地待在里面，我又有什么理由去干涉呢？我不喜欢他房间里的杂乱，但我觉得，当他生活失控、无法应对时，能让他拥有一点掌控感是很重要的。

你不想洗澡？行。

你不想让我打扫你的房间？好。

你想一个人躲在被子里吃饭？好吧，随你便。

每天晚上睡觉前，我都被一些想法折磨得辗转反侧。我会想起桥西小时候，他胖嘟嘟的小手放进我的掌心，对我微笑，因为我是那个能让一切都变得好起来的人。然而，事实却是，在他最需要我的时候，我不在他身边。一想到这里，我就觉得天旋地转，唯有用力将脚掌死死抵住地板，才能确定自己还站在坚实的土地上。

一想到在他最需要我的时刻，我却远在世界的另一端，我就满心悲伤，还夹杂着深深的愧疚。我只能试着去想象，如果他真的成功了，如果那是他在世上的最后一天，我该有多么绝望。

我遇到过各行各业的人，他们的孩子、爱人、朋友、伴侣、父母或兄弟姐妹亲手夺走自己的生命。他们展现出的那种坚韧和力量，让我既羡慕又钦佩，同时我怀疑自己可能不会这么坚强。

我和一位女士聊过，她告诉我，她永远、永远都不会释怀，但"生活还得继续，你又能怎样呢？"

我常常想起她的话，又能怎样呢？她和所有与我聊过失去至亲的人一样，都充满了自责。

*我为什么没去看看他？*

*那天早上我为什么没给他打电话？*

*他怎么能选择离开我们？*

*我错过了哪些迹象？*

*我原本可以怎么做？*

*这是我的错吗？*

这些想法既徒劳又令人心碎。那些被留下的人所承受的痛苦，我难以想象。

最近我问桥西，他想要结束生命的时候在想些什么。他的回答既简单又复杂，既刺痛人心又让我感应到一种涅槃般的寂静。"我感到有点兴奋，如释重负。我已经想好结局了。在记忆中，我第一次感受到平静。我感觉肩膀上的压力减轻了一些，头脑也清醒了，就像房间里的雾气突然消失了一样。我想，有点像我累了，不，是极度疲惫，累到骨头都要散架了时，有人把手搭在我肩上说：'你现在可以睡了。没事的，桥西，你可以睡了……'"

奇怪的是，我从这番话中得到了些许慰藉：如果那难以想象的事情真的发生了，这会是他最后的念头，一个关于平静、安宁，甚至可以说是接近幸福的念头。

当然，我完全清楚，我很幸运能有机会问桥西这些问题，而这些年来向我倾诉过他们故事的人，却再也没有这种机会。

在那些恐惧几乎将我吞噬的日子里，我必须提醒自己，无论对我来说情况有多糟糕，对桥西而言都要糟糕一百万倍。我又想起别人给我的建议：这是桥西的人生旅程，而我只是个旁观者，只能尽我所能，而有时我感觉自己做得远远不够。在世界另一端的大巴上接到的那通简短电话，让我从一个畅想儿子未来一年、十年生活的母亲，变成了一个以天为单位为他操心的母亲……

即便现在，三年多过去了，每次回到家，我把钥匙插进锁孔，都会大声喊："亲爱的，在家吗？一切都好吗？"只有听到他回应，我才会感到安心。

你能想象吗？每次我回到家，一听到他的声音，我就会深深吸一口气，因为知道他还在，今天就是美好的一天。我可爱的男孩又挺过了一天。

# 第十六章
## 这不是我的错！

桥西

> 庸医以所知有限之药石，投于知之更少之身躯，欲疗全然无知之病疾。
>
> ——伏尔泰

说实话，从南安普敦回到家后的那段日子，我几乎没什么印象，记忆一片模糊。我知道自己状态很糟，成天躺在床上，只有万不得已时才会起身。我隐约感觉到妈妈和西蒙在看着我，时刻盯着我，这简直要把我逼疯了。对我来说，整日躺在床上再平常不过，所以看到别人起床、洗澡、穿衣，然后出门去和其他人打交道，我总感到有些惊讶。这更增添了我的孤独感。为什么他们能做到，而我却做不到呢？我觉得自己做这些事的难度，不亚于飞到月球上去。

妈妈和西蒙小心翼翼地看着我，他们的恐惧如潮水般向我涌来，这反倒让我更加害怕。因为他们本应是掌控局面的人，如果连他们都忧心忡忡，那见鬼了，我可不想面对这样的状况。偶尔头脑清醒的时候，我会因为自己原本打算做的事被阻止而愤怒，对他们不让我一个人待着感到恼火。我想起藏在公寓床垫下的那些药，倒也不太在意，因为我知道再弄些药也是轻而易举——药锁在我的房间里，只有我有钥匙，我觉得不会被发现。

我的生活简化到只满足最基本的需求，上厕所、吃点东西、喝点水……就这些。我对查看电子邮件和接电话产生了严重的焦虑。我也说不清楚为什么，但总觉得任何消息都只会是坏消息，我必须不惜一切代价避开它们。解决办法很简单，那就是从不查看邮件，手机一直关机。爷爷奶奶来看我，总是带着充满爱意却困惑的眼神看着我。我知道他们想让我好受些，却因无能为力而备受煎熬。我恨自己让他们经历这些。我听到本在走廊上的声音，他进进出出时会把头探进房门。

"嗨。"

"嗨。"

我过着半死不活的日子。

那根本不叫生活——而且我觉得它永远不会结束。

妈妈和西蒙一直建议我找专业人士聊聊，我断然拒绝。我没法完全解释为什么，也许我不想确认、不想知道事情到底有多糟糕，也许我也不想让妈妈和西蒙知道事情有多糟，据我所知，他们并不知道我有结束自己生命的打算。大概是我越来越绝望，而他们也越来越无奈，最终我勉强答应去看全科医生。

我记得上车的时候，妈妈问："桥西，你要不要换身衣服？"

我低头看了看黏着食物的运动裤和脏兮兮的 T 恤。我知道自己头发油腻，但我实在不明白这有什么关系。我耸耸肩，然后我们就出发了。

在某种程度上，我对医学干预抱有很高的期望。我身心俱疲，厌倦了这种低沉的感觉，渴望能有个立竿见影的解决办法，一种快速治愈的方法。我渴望那种感觉，就像流感快好的时候，在完全康复的前一天醒来，疾病的阴霾开始消散，世界看起来更明亮，肚子开始咕咕叫，取代了之前肠胃里空荡荡的感觉。你能更轻松地呼吸，想到洗澡不再会让你想哭，脑袋不再眩晕，四肢也变得轻盈，你从枕头的凹陷里抬起头，意识到世界不只是困住你的四面墙壁。当然，我想要这种改变——谁不想呢？而且，这能有多难呢？都 21 世纪了，我们能进行器官移植来延续生命，我们能有效抗击艾滋病毒，甚至得了癌症也不再意味着被判死刑，我们还能在人体外使卵子受精再将胚胎移植到母体中来帮助孕育生命。所以我觉得，既然各行各业中越来越多的人饱受抑郁症折磨，肯定有一种我能吃的药吧？一种我能吞服的药物？一块能贴在皮肤上的药贴？一种能缓解症状的锻炼方法？甚至是一种彻底治愈的方法？

显然，并没有。

我坐在全科医生面前，当我问她有哪些帮助措施以及她有什么建议时，她重重地叹了口气。我得承认，在过去几分钟里，听她问我一些最肤浅的问题,就好像我只是因为普通感冒或脚踝扭伤而来,我对她的期望值已经不高了。她让我觉得自己只是又一个走进门的"数字",她似乎毫无兴趣。

"事情没那么简单。"她开口说道。

*我早该猜到……*

"我们可以先给你开些药,看看效果如何?"她很快就提出了建议,但语气并不自信,这让我对她开的药毫无信心。我甚至都不知道这是什么药,也不了解它的作用原理,而我原本希望能得到更确定的医疗方案。我还没来得及回答或提问,她就开始在键盘上噼里啪啦地打字,好像已经做出决定,我都不知道自己错过了什么:就这样?没有讨论?没有转诊?什么都没有。我在房间里才待了几分钟,她就已经在处方上签了字,我这才意识到这就是全部了,要么接受,要么拉倒。但说到底,这不就是我想要的吗?

决定服用抗抑郁药物,我并非草率为之。我羞愧地承认,那时我对因抑郁症而服用处方药的人持有偏见。我大概觉得他们选了条轻松的路,轻信了治愈的承诺。但当我坐在那把椅子上时,我笑了,意识到尽管我有先入为主的观念,尽管没有治愈的保证,但我也渴望被治愈,这又能怪谁呢?我一直希望能有别的办法,更好的办法。我一直不喜欢依赖药物,不想每天吃些会扰乱我大脑的东西,但即便如此,我也不得不承认,我的大脑已经一团糟,所以我又有什么可失去的呢?

如果让我想象一个定期服用抗抑郁药的人，我脑海中浮现的是一个神情恍惚、不借助药物就无法正常行动，甚至无法从床上爬起来的人。但到了这个地步，我已经绝望了，而绝望是一种强大的动力。只要有一丝可能结束痛苦的希望，我什么都愿意做，什么都愿意尝试。再说了，我本身已经神情恍惚，无法正常行动，爬不起床了。还能有什么更糟的呢？

问题是，我是在一个对药物不太依赖的家庭中长大的。在家里，生病时吃药往往是最后的选择，而不是首选。在家里，头疼了就喝一大杯水，呼吸点新鲜空气，再睡一觉就好了。感冒了就喝热水、蜂蜜和柠檬水……你懂的。所以吃药，拿着两位医护人员在我面前晃悠的处方去开药，感觉是件天大的事。

在之前的几周里，我曾和父母短暂地讨论过服用抗抑郁药的可能性，让我印象深刻的是，他们竟然那么轻易就同意了。

"为什么不试试呢？"

"你得多尝试各种方法。"

"说不定会有帮助……"

"很多人都在吃。"

那时我就知道，他们是多么急切地想帮我找到治愈的办法。妈妈一次都没提过有机疗法（注：指天然的、非药物的疗法）之类的替代方案，西蒙的表情几乎是在恳求。

而我就坐在全科医生面前，她正在开一种名为西酞普兰的药。我几乎不可避免地要开始服用这种药了，一旦接受了这个想法，我允许自己抱有一丝小小的释然和期待——这药真的能让我感觉……让我好起来吗？

西酞普兰——这药名听起来很奇怪。医生嘱咐我每天服用15毫克。全科医生潇洒地在处方上签了字，我拿着处方去了隔壁药房，心里既有点不安，又带着一丝希望。装着一板泡罩包装药片的盒子在我手心里发出悦耳的沙沙声。这确实是个可以依赖的东西，一种人造的治愈希望。这是我第一次主动尝试让自己好起来——试图让自己恢复健康。

回到车上，妈妈兴高采烈的，如果说我的乐观程度是1，那她的就是100。真是够了，她完全没意识到自己有多让人恼火，也意识不到这给我带来了多大的压力——我必须好起来，这药必须有效。

我一到家就吃了一片药，用水送服，急切地开始了服药疗程。服药后，所有关于药物成分和副作用的担忧都被我抛到了脑后。就这样，我开始了服药治疗。我回到床上，等待着。

我记得我吞下药时，妈妈在餐桌旁对我微笑，那表情好像在说："怎么样？"我真想叫她别烦我！她以为怎么样，吃一片药我就能恢复正常、好起来了？就会回到从前？我提醒她，至少要两周我才可能看到或感觉到任何变化。

事实上，确实如此。

两周后有了变化，但并非我所期待的那种变化，也不是我们任何人所期待的变化。就像任何逐渐发生的事情一样，只有当效果最明显时，你才会完全意识到变化的存在。我发现自己的思维没有最迷糊、只有更迷糊，而且心烦意乱、疲惫不堪。我还很失望，因为我的情绪并没有好转，依旧极其低落。两周后我又去看了同一位全科医生，我详细描述了自己的症状，但医生几乎没怎么和我讨论。我很难解释清楚我之前就觉得迷糊，现在更迷糊了；之前很累，现在更累了，这就是事实。她立刻建议我把剂量增加到每天30毫克，这仅仅是服药两周之后。我回到家，马上就吃了30毫克，是之前剂量的两倍。没过几天，我就觉得浑身发痒，好像有虫子在爬，但不确定这种痒是否和西酞普兰有关，所以我还是继续服药，希望能感受到增加剂量带来的积极效果。最后妈妈给医生打了电话，医生说我的身体需要两周时间来适应新药并稳定下来，发痒的症状可能会消失。

大概过了一天，我对增加剂量的反应非常严重，不仅精神上难受，身体上也很不舒服，感觉糟糕透顶。这对我来说又是一个低谷。我已经习惯了思维不清晰，但现在呢？困扰我的不仅仅是一直以来的关节疼痛，我的臀部、背部、胸部、手臂和腿部都长满了荨麻疹，这是一种严重的过敏反应。太可怕了。我浑身疼痛，精神状态持续恶化，直到我变得极度迷糊，像喝醉了一样，身体摇摇晃晃，几乎要摔倒。我很害怕，止不住地哭泣。这种过度情绪化的状态对我来说是全新的体验。在过去几个月里，我偶尔能哭出来，是某种程度的释放。但这次完全不同，没有任何积极面向，只有纯粹的痛苦。

我记得穿着睡衣站在厨房里,泪水不断地往下流,尴尬、痛苦、空洞。看到周围人的表情真是太可怕了,尤其是爷爷奶奶的。我知道他们密切关注着我,知道我现在在吃药,希望能好起来。他们会凝视我的眼睛,寻找过去的那个桥西——而当我拖着沉重的脚步走进房间,撞到墙上,脸肿得老高,皮肤刺痛,头痛欲裂,还哭个不停时,他们也跟着一起痛苦。比起他们平时那种虚假的微笑和"亲爱的,药有效果了吗?你感觉好点了吗?"之类的问题,这种反应稍微容易接受一点。

荨麻疹稍微消退了一些,但我的嗜睡和悲伤却没有。妈妈决定预约一位精神科医生,部分原因是我们的全科医生对此不够上心,进展极其缓慢。可以说,我的状况在持续恶化。如果药物能对我的情绪产生积极影响,我还能忍受这些副作用,但效果微乎其微,根本不值得。我强烈反对去看精神科医生。我不想走这条路,不想再次经历之前与治疗师和全科医生接触时的那种失望。光是"精神科医生"这个词就让我充满恐惧:在那儿就是看些墨迹图(一种心理疗法),然后被问有什么想法,对吧?那是给疯子看的,不是吗?那是我吗?我真的要疯了吗?这个想法太可怕了。我当然知道精神科医生和心理治疗师不同,他们是有资质开处方的医生。但不管怎样,我就是不想去。

我感受到曼迪和西蒙希望我做点什么,这是一种额外的压力。我想，如果去看一次精神科医生，至少能让他们别再唠叨我。

然而，这成了我经历过的最积极的一次会诊，我喜欢这位医生。他很聪明。我们之间有一种默契，而且他完全没有给我看墨迹图。和全科医生不同，我感觉他不会一直看表，急于把我打发出门。我不知道看精神科医生会有什么结果，也不知道这会对我有什么帮助，但我真希望自己能早点去见他。他坐在桌子后面，感觉更像是在谈正事，而不是看病，这很合我的心意。他对我的学业很感兴趣，把我当作平等的对象平静地和我交谈。我信任他，我想这就是最根本的不同。

他也问我是否发生过什么特别的事情，有没有一次创伤性事件？有没有一段留下伤痕的记忆，一件可以解释我病情的事情？但我只能再次摇头，告诉他没有……

随后他说："我猜你有点希望有这么一件事，因为尽管那会很糟糕，但至少你和别人都能理解、能找到关联。这会是一个起点。"

"没错。"他说到我心坎里了。

他询问了我的既往病史和家族病史，从生物学角度给我解释一些事情，我对此反应良好。接着，他说了一句简单却具有颠覆性的话。这句话一直留在我心里。这是第一次有人明确地说出来，改变了我对疾病的看法。他说："桥西，你知道这不是你的错，对吧？"

我盯着他，情绪有点激动。

尽管我们进行了很理性的讨论，但此刻我只是点了点头，心里仍是半信半疑。

"说真的，桥西。"他现在更认真地说道，身体前倾，与我对视，"你生病了，这不是你的错。就像如果你得了身体上的疾病，比如癌症之类的，你也不会责怪自己，对吧？"

我又摇了摇头。

"嗯，这没什么不同。你生病了，你患有严重的抑郁症。这是一种疾病。就像任何疾病一样，你需要善待自己，给自己时间康复，我们可以给你开药，帮助你恢复。好吗？"

"好的。"我又哭了。

现在说起来可能有点奇怪，但在他对我说这些之前，我并没有完全意识到自己病了。我知道事情不对劲，但我觉得自己只是经历了一段低谷期，一场危机，或者说疯了……随便你怎么说，但病了？天呐，就是这样，我病了！

他的话就像剪刀，剪断了一些将我与抑郁症束缚在一起的枷锁。我现在明白，这就是我康复之路的开始。一个小小的开端，就像在原本密不透风的房间里打开一扇窗，像在黑暗的房间里投进一束微光，像从我的耳朵里拔出了塞子让最细微的声音渗透进来，而之前只有全然的寂静。我能看到他的嘴型在说出那些话语，听到他的喉咙在发出那些音节，我意识到这并不是我的错……*不是我的错……不是我的错……*

他解释说，几乎有无数种药物，以及无数种剂量组合，关键是要不断尝试，直到找到适合我的药物和剂量。这个消息太让人沮丧了，感觉在找到可能有效的药物之前，我还有一座大山要翻越。

他注意到我垂头丧气的表情，温和地说："桥西，我会给你开一个新处方，好消息是，如果这个药不起作用，我们还可以试试其他的，再另一种，又一种，一种又一种。"

我笑了，尽管内心还是很沮丧。即便经历了这么多，我仍然希望能吃上一颗神奇的药丸，让一切痛苦都烟消云散。

下一种药叫米氮平。我现在已经轻车熟路，直接去了药房。我先吃半片，也就是 15 毫克，持续几天，然后把剂量增加到 30 毫克。米氮平的效果来得更快。

我明显感觉到头脑非常迷糊，还有一种新的醉酒感。我的言语变得含糊不清，最关键的是，我一天能睡上 18 个小时，之后才会不情愿地醒来，然后吃点东西。我的食欲大增，体重飙升，脸变得浮肿，眼睛凹陷。我无法忍受看到自己的样子，就在这段时间，我对自己的厌恶达到了顶点，这又进一步加剧了我的抑郁。我感觉自己不属于人类，像一个脱离社会的怪物，整天睡觉、吃饭、与噩梦搏斗，如此循环往复……

我就这样生活了六个月。

太可怕了，真的太可怕了。我甚至都不愿去回想。

这根本不算活着。

# 第十七章
## "被上天眷顾的男孩"

阿曼达

> 爱的力量可以慰藉人心，它能使难以承受之事变得可堪忍受，否则理智将倾覆，心魂亦破碎。
>
> ——威廉·华兹华斯

桥西在服用第二种药物，但效果却更糟糕。他身体浮肿，有时几乎处于僵死状态，只有吃东西的时候才动弹一下，然后又接着睡过去。这些药对他似乎有副作用。我研究了这些药物的功效，得到的信息似乎都一样：需要时间，需要时间让他的身体适应，需要时间让药物发挥作用。桥西坚持着。而我们只能看着，不知道还能尝试什么，同时也感激他愿意尝试吃药，愿意做点什么。我一直满怀希望，祈祷药物能起效。即便不能完全康复，至少能有所缓解，从令人疲惫不堪的倦怠中解脱一下。虽然我担心他会对抗抑郁药物产生依赖，但当我们带他去看全科医生时，我愿意尝试任何方法，任何可能帮助他的方法。我们决心竭尽全力阻止桥西自杀的念头。

到了这个阶段,任何来我们家的人都能看出桥西病得很重。我记得所有客人看到桥西出现时脸上的表情:他裹着睡衣,蓬头垢面,一言不发,朝他们的方向斜瞥一眼,又迅速避开视线,仿佛在努力回想是否认识这个人,以及该如何应付。我的心也随着一阵纠紧。我会立刻带着微笑和欢快的语气冲过去:"哦,桥西今天不太舒服。亲爱的,你回床上躺着吧?要不要我给你拿点什么?"我想让他从这种尴尬的痛苦中解脱出来。

虽然我们没有到处宣扬这件事,但对家人、朋友以及任何询问的人都坦诚相告:桥西正饱受抑郁症的折磨。一开始,我回避承认这个事实,心底还抱着一线希望,想着"说得越少,好得越快"这句老话或许能应验,希望他能振作起来,而不会一辈子都背负着精神疾病的污名。但后来发生了一件相当令人惊讶的事,这是我始料未及的。当我们向别人承认桥西患有抑郁症后,收到了各种各样的反应。有些是友善的、令人感动、充满支持的,而有些则充满无知与不友善,让人愤怒不已。

你看,事情是这样的:我儿子生来就拥有一切。他出生时没有残疾,在一家医疗设备精良、药品一应俱全的医院里诞生,这家医院位于一个没有战争、饥荒和极端天气的富庶国家。他出生在一个爱他、关心他的家庭里。他有一个家,一个永远温馨的栖身之所。他有家人支持、接受教育、备受呵护,到底有什么好抑郁的呢,对吧?

错！错！错！

这是我经常被问到的问题：

"他有什么可抑郁的？"

"抑郁？他为什么抑郁？"

"桥西？抑郁？这怎么可能？"

"他只是需要找份工作。"

这样的问题还有很多……这些只是多年来我被问到的其中一部分问题，但都有相同的倾向、相同的角度和相同的潜台词。这是一种常见于无知者、信息匮乏者、嘲笑者、怀疑者以及那些自信满满却从未经历过抑郁症这种可怕疾病的"权威人士"的想法。这让我很生气，现在也让我非常生气！

他们实际上想说的是："一个拥有一切的人怎么会抑郁呢？这说不通啊，他只要振作起来就行。我是说，他看起来好好的……他是不是只是懒？现在街上还有饿着肚子乞讨的人，而桥西多么幸运！我不明白！有人还在战场上为国打仗，而他却在家里窝着，伸手就能拿到电视遥控器！有人失去了家园……在火灾中受伤……在承受着失去亲人的痛苦……在债务中苦苦挣扎……我经历的比他惨多了，但我都没抑郁！"

这时，我得拼命忍住反驳的冲动，才不至于大喊："那你可真厉害！"

这样的问题没完没了。我可以向你保证，在这个世界上，比桥西处境更糟的人和事数不胜数。可我们现在就面临着这样真实的困境！对所有那些皱着眉头、抿着嘴唇、后仰着头评头论足的人，我想说：想象一下，你正在炉灶前做着早餐，这时你深爱的人坐在餐桌旁哭泣，哭得很伤心，手臂严重骨折。我说的可不是有点骨折，而是粉碎性骨折、撕裂、压碎、扭曲，手臂无力地垂着，毫无用处。你带他去看医生，医生却说："嗯，我不确定该怎么做才能让他好起来。我们可以尝试几种方法，可能会有用……但也有可能没用。"

于是，你小心翼翼地把他扶回车上，然后打电话给他的工作单位或学校，解释说他遭遇了这件可怕的事情。想象电话那头的人轻轻哼了一声，告诉你他希望这不会是个长期的问题，因为长期问题很烦人、不方便，还代价高昂，最好能"尽快恢复正常"。与此同时，你爱的那个人还在哭泣。"求你了，让这一切停下来吧！太疼了！让它停下来！救救我！"

你惊慌失措地团团转，因为不知道怎么帮他！你揪着头发，拼命想办法！但你没有专业知识。你很害怕。你要怎么治愈他的伤痛，让一切好起来呢？你要怎么帮助他继续生活，而骨折的手臂还在晃荡、手指开始脱落、皮肤到处破损……

"求你了，让这一切停下来吧！好疼！求你了！我再也受不了了！"他的哭声越来越大，你的内心也跟着揪紧，一方面是因为他的痛苦，另一部分是因为你无能为力。然后，你鼓起所有的勇气，决定寻求帮助，因为一个人无法独自面对。你觉得最好的办法是告诉家人、朋友和邻居，你爱的那个人最近有点不对劲。

而你也不得不"消失"（不能参加派对、喝咖啡、看电影或散步），是因为家人遭遇了这场可怕的、不想发生的事情，他需要支持和理解。你自己也一样，这件事让你的生活变得无趣，和你在一起一点都不开心。

你轻声解释说，他的手臂严重受损，这种痛苦难以忍受，而且手臂已经没用了，成了累赘！他无法休息、工作、睡觉，甚至无法正常思考！要想办法修复既不容易，也不会很快实现，甚至可能根本无法修复。事实上，这种扭曲、痛苦的状况可能已经是最好的结果了。

现在想象一下，你向信任的人倾诉，勇敢地向家人、朋友、邻居透露了你所爱之人受伤的程度和他的痛苦，他们的反应是这样的："哦，我朋友也有过这种情况，但她现在好了。她做做瑜伽，喝养生茶，很快就好了。我觉得我哥哥也有过类似的情况，他成了素食主义者，还开始学潜水呢。"

你困惑地盯着他们，只能说："谢谢，我会建议他试试。"

但他们还没说完。"他试过用这只手臂吗？难道就不能先捡起一个小盒子试试？下床试试？"（"桥西为什么不出去走走，散散步？新鲜空气很有好处的！"）

你一开始还微笑着回答："嗯，不。他不能用那只手臂。手臂耷拉着，骨头断了，皮肤也破了，一团糟……他很疼。"（"桥西起不来床。他无法保持清醒……"）

"嗯，我不是说搬个大箱子，但先从小盒子开始呢，说不定……"

这次你回答得更坚定了些:"不。他的手臂完全动不了,还影响到另一只手臂,实际上影响到了所有方面。他很痛苦,只能卧床,被这种生活压得喘不过气来,疲惫不堪。"("他的大脑出问题了,什么都想不了,根本没法思考……")

"那拿个非常非常小的盒子呢?"

你不得不咬住舌头,压住想拿起那个"盒子"堵住他们嘴巴的冲动,因为他们根本就不懂!

当某样东西坏了,从定义上来说,就是无法正常工作了!而抑郁症就是大脑出了问题。这是一种疾病,一种创伤,一种病痛,一种不适。这世界上,无论在哪儿,无论出身如何,无论生来拥有或缺少什么,没有一个人会选择抑郁。明白了吗?

**好。**

现在想象一下,作为患者,你正经历着这样的对话,你身处痛苦之中,被疾病折磨得疲惫不堪、筋疲力尽,除此之外,你还得克服随处可见的偏见、自以为是的臆断和误解。这就是我的经历。我记得我向一个熟人倾诉时,她对我说:"天呐,现在人人都抑郁。我觉得我还挺想试试的,在床上躺一周,有人给我端茶送水,我正需要这个!"我震惊得无言以对,脑海中只浮现出桥西那张像老人一样的脸,带着无聊、不安、疲惫在床上翻来覆去,凌晨3点还在不停地胡思乱想,我的泪水就忍不住在眼眶里打转。

这还没提到精神疾病带来的污名以及人们的恐惧,他们觉得精神疾病往好了说是难以预测,往坏了说是会传染!没错,真的,有些人担心会被传染。我现在都忍不住翻了个白眼,放下笔记本电脑去泡茶了,希望能泡出一杯治愈人心的茶。我需要冷静一下……

好吧,喝了两杯茶,感觉好了一些,虽然只是稍微好了一点。

我开始把桥西的抑郁症想象成一个躲在黑暗里的怪兽,一个潜伏在我们家中的幽灵,一个我们所有人都害怕的巨大怪物。这个话题如此可怕,有时我们觉得最好别提它。更糟糕的是,我们所有人都假装看不到这个怪物!

你能想象吗?我们小心翼翼地走来走去,像在演一场可怕的哑剧。我们蹑手蹑脚地围着桥西转,假装一切都好,一边在早餐桌上递牛奶冲玉米片,一边谈论着一天的安排,收音机播放着节目作为背景音,而桥西就坐在对面的椅子上哭泣。

"他就在你身后!"

没错,他就在我们身后。我们吃饭的时候他在餐桌旁,晚上我们刷牙的时候他在我们身后看着,甚至我半夜两次去卫生间的时候,他都坐在床尾盯着我。一次是去上厕所,一次是一小时后又去一次,只是为了喘口气。在那寒冷的凌晨时分,我们仿佛面对着一座无法逾越的冰山,让人彻夜难安。我很少能一觉睡到天亮,如果凌晨醒来,那就完了,再也睡不着了。我觉得这个时候世界是最孤独、最寂静的。我会躺在黑暗中，听着走廊那头桥西的动静，他在床头柜上挪动了下杯子，开关台灯，低声啜泣。他手机的蓝光从门缝里透出来，我知道即使我能睡着，我也不会去睡。我很愧疚，因为我的大脑能允许我入睡，而这种能力正是我儿子渴望却得不到的。这就像在一个饥饿的人面前吃大餐，简直是无法想象的残忍。

问题是我不知道该如何面对这个"怪物"，它把我挟持了。我不知道该对它说什么。是该像面对一个不速之客那样，挺身而出与它对抗——这个可怕的东西已经牢牢抓住了我的儿子。我避免使用"抑郁症"这个词，而是用一些笼统的说法，比如"桥西身体不舒服""今天不太好……"，想着如果我不把这个词带进我们家，它可能就不会就地扎根发芽。

我不知道该如何降服这个恶魔，我们谁都不知道。我每天都在想，我应该反击，冲上去夺回儿子，向他大声嘶吼，但又害怕会激怒怪物，让它变得更疯狂，或者咆哮得比我还大声，然后把桥西推向万劫不复的深渊，永远把他从我身边夺走。到那时我该怎么活下去呢？与这个恶魔缠斗了这么久，我已经累得喘不过气来，变得脆弱不堪。过去习以为常的生活秩序早就分崩离析。继续无视这个怪物似乎是最容易的办法，但这对一个母亲的自尊心和支离破碎的自信心毫无帮助，也让我越来越不相信自己是否能和西蒙一起守护好这个小家。

我也对恶魔隐瞒了一些秘密。我没告诉它，它是我这辈子遇到过的最恐怖的东西。为什么？因为它的利爪正紧紧箍住我最爱的人。它抓住了桥西，就坐在那里，在我儿子耳边低语，煽动他内心不安的火焰。我变成了过去那个卑躬屈膝的影子。我强颜欢笑，牙齿咬碎也要往肚里吞。我的手在颤抖，头也在痛。我很累。我被打败了。我情绪低落。我每天晚上在浴缸里哭泣，每天早上在淋浴时哭泣。我恨我爱的人竟然任由这个怪物摆布。

这感觉就像我和怪物在拔河，而赌注就是桥西。

我曾幻想对着它尖叫，对着桥西大喊：

*"滚出我的家，放开他！"*

但我不敢，因为我真的不知道谁会赢。然而……直到我意识到怪物已经悄无声息地潜入家门，住了下来。我曾经坚信，为了我的儿子，我可以战胜任何敌人，而此刻却无能为力！

我还隐瞒了其他秘密。

我没有坦白，如果电话没人接，我的心就会猛地一沉，脑海中会浮现出极其可怕的画面，即使现在想起来我都会落泪：我想象着那些太恐怖而说不出口的场景，都是桥西迷失、离去、屈服……各种让我心碎的场景。

写下这些话的时候，我也忍不住哭泣，不得不承认，在我心中持续不断的恐惧中，还夹杂着一个悄然滋生的念头：如果最坏的情况真的*发生了*，至少我爱的人就不会再受苦了，也许这是最好的结果。天呐，这是什么想法。多么可怕、可恨的想法啊！竟然觉得这可能是他最好的选择！当然，在他最痛苦的时候，我的痛苦与桥西相比显得微不足道，而这也时常提醒着我，对他来说，这一直是一场无休止的战斗，过去是，现在依然是。

我唯一确定的是，我永远、永远都不会放弃他。

*永远不会。*

承认这些想法很难，但我曾希望他的痛苦是身体上的而不是心理上的。当然，我希望他根本不要受苦，但如果他必须受苦，我曾觉得身体上的痛苦会更好受一些。

你能想象自己会希望孩子患上某种疾病吗？不能。我也不能，直到抑郁症不请自来住进我们家，它像任何侵蚀骨骼和组织的疾病一样阴险，但更狡猾，更难捉摸，而且没有我们迫切渴望的确定的治愈方法。最艰难的是，你想要治愈的那个人只是在敷衍了事，好像对治愈毫不在意，就像他倒戈加入了敌军队伍！

他并非有意如此，他只是被这种疾病困住了。

我想大哭，想大吼大叫，想用拳头捶墙："加油，桥西！加油！我们不能独自面对这一切！你得帮帮我们，你得帮帮我！"

是的，抑郁症赖在了我们家。它在窗户上投下一层暗影，让整个家始终笼罩在阴沉的氛围中，吸走了所有房间的欢乐，以至于我和西蒙经常因为睡眠不足，在昏暗的灯光下争吵，而本则宁愿待在任何其他地方也不愿回家。

这个怪物扯下百叶窗，挡住了所有的光。

这个怪物挡住了所有的光。

# 第十八章
## 圣诞节如期而至

桥西

> 我曾被苦难压弯,被命运击碎,但——我希望——终有浴火重生之时。
>
> ——查尔斯·狄更斯

我已经服用米氮平好几周了,日子一天天过去,我盼着能开始感受到它的积极效果。任何东西,哪怕有一点点作用,都能证明我变成这副臃肿嗜睡的模样算是有点意义。然而,我的头脑如此迟钝,很难判断药物是否起到了作用。每天都不见起色,这种失望就像一把镰刀一样,把我任何乐观的念头都割得粉碎。

回家大概六周后,天气转冷,我隐约意识到圣诞节快到了,但心里没有一丝兴奋或期待。如果有什么感觉的话,我只盼着这节日赶紧过去。这又是一个标志,表明我与所谓的"正常"状态已经很远。我不是一直害怕过节。就在几年前的平安夜,我还站在帝国大厦的观景台上,当时天空飘起了雪花,我得承认,那时我也感受到了节日的"魔力"。而如今,那种感觉只剩下一些模糊的片段,就像透过一面破碎的镜子回望自己的经历,而且还被抑郁的阴霾所笼罩。

深陷重度抑郁,服用的药物又对病情没什么积极帮助,这种感觉就像生活在扭曲的时空里。回首那段日子,我都分不清这一天和另一天有什么不同。

每一天都很悲伤。

每一天都一模一样。

每一天都让人疲惫不堪。

我几乎不再开口说话。我不仅觉得无话可说,也不想听别人的想法——我自己的想法都已经够难应付了,而且我觉得保持沉默能少招来些议论。妈妈和西蒙不断问我要不要再去看精神科医生。我能看出他们渴望回到某种状态,尝试也许是唯一对我有过积极影响,或者至少产生过作用的方法上。我不想回去,我不觉得和他们或其他人交谈能对我有什么帮助。我就像个旁观者,看着家里其他人进进出出,围坐在餐桌旁聊天。当他们直接跟我说话时,我常常会感到惊讶,因为我常常觉得自己是隐形的,而这又提醒我自己其实是能被看见的。

除了看 YouTube 视频、看 Twitch 直播和在 Audible(注:均为欧美流媒体平台)上听播客,我与外界几乎没有什么接触。

可以理解,我的朋友们面对我的病情时也力不从心。我没有直接和他们说过,但因为本和我有共同的朋友圈,我知道他们肯定有所察觉。我一点也不怪他们，我自己都应对不来，更何况我也没什么选择。我状态糟糕透顶，根本没心思羡慕他们忙着过二十来岁该过的生活，享受大好青春年华。正常生活对我来说都遥不可及。每天醒来都要费好大的劲，大多数时候我连走去浴室冲个澡的力气都没有。做选择、做决定变成了让我焦虑的事情，以至于光是走出家门，更别说与人交往，都让我满心恐惧。

这就像生活在一团厚重的迷雾中，我的行动迟缓，思维变得混乱。回想起来，那可能是我最可怕的时光。我被困在家里，我的整个世界就只有十四英尺乘十六英尺（1英尺＝0.3048米）的方寸空间。我知道自己得了抑郁症，知道自己病了，但我不知道，也没人能告诉我，我敏锐的思维是否还会回来，什么时候才会回来。清晰思考的能力和奔涌的奇思妙想，曾经是我唯一的优点。我的身体或许常常让我失望，但我的大脑……我无法想象失去了清晰思维和奇思妙想的生活，而这些曾是我生活的常态。如果说我有任何感觉的话，那就是愤怒和不耐烦。现在我明白了，比起麻木，有这两种情绪是积极的一步。但当时的我并没有意识到这一点。

家里的气氛可以说非常紧张。对我来说，睡觉不再是为了休息，而是为了逃避，那是一种无论睡多久都无法消除的疲惫。闭着眼睛躺在床上是我知道的唯一生存方式。当你挣扎着保持清醒、睁开眼睛，甚至只是看另一个人一眼的时候，或者有人让你去"愉快"地散散步或者"和朋友聚聚"，就好比有人建议你去攀登珠穆朗玛峰，然后在山顶上再来个开合跳一样匪夷所思。

我希望人们不要再提建议了——他们显然完全不了解我正在经历什么。几乎每个来家里的人，无论是朋友还是家人，都用各种方式提议：

"你为什么不去散散步呢？"

"我们去散个步怎么样？"

"想去散步吗，桥西？"

"出去溜达溜达，呼吸点新鲜空气如何？"

每次我不得不礼貌地拒绝，这让我感觉糟透了。不仅因为我没力气去散步，也因为他们根本不理解我的处境，这更让我感到被彻底孤立。

我坚持服用米氮平，心想身体会慢慢适应，急切盼望着出现我所期待的变化。我知道精神科医生说过，药物和剂量的变数和抑郁症患者的数量一样多，但我不理智地相信情况会稳定下来。现在回过头看，我知道那是不可能的，但我被困在一个漩涡中：药物是唯一的选择，所以我只能继续吃。做点什么总比什么都不做强，而且一旦开始吃，我就不愿相信它们不起作用，不愿相信我遭受的那些副作用都白费了，所以我就一直吃……

圣诞节来了又去了。那几天糟糕透了。家里满是人，吵闹的人，而我只想要安静。我向来不喜欢圣诞歌曲，但那时，听到铃儿响叮当和欢快的歌词就像拿锤子砸开我的脑袋。我记得我从床上爬起来下楼，看到家里这么多人，顿时感到一阵头晕目眩，尤其是很多人还拿着礼物向我涌来。

一切都太过分了，实在是太过分了。

我走进客厅，里面挤满了人，每个人都端着酒，穿着圣诞毛衣或闪闪发光的衣服，气氛充满了欢乐和喜庆。我感觉他们都因为我的闯入抬起头来，气氛瞬间变得安静而沉重，就好像房间里突然出现了一头大象，而且真真切切地就在那里。

我没有和他们一起吃圣诞午餐，但能听到他们的谈话声透过地板传进我的房间。我在房间里吃了个三明治，哭了一阵，继续睡觉。我记得我穿着睡衣悄悄溜回楼上，看到有一两个人皱着眉头，好像觉得我很没礼貌，但那又怎样，去他的。我忍不住想，如果一切按我的意愿，我甚至都不会在这里过圣诞节，不过这只是个一闪而过的念头。我很认同普里奥里医院（The Priory Hospital）关于抑郁与圣诞节综合征的观点："社会不断灌输给我们这样一种观念——圣诞节是欢乐、笑声、愉快和聚会的时刻。然而，对于那些与抑郁症作斗争的人来说，不断被提醒你应该快乐，反而会让你感觉更糟糕。"

新年到了，妈妈和西蒙去南安普敦清理并交接我的公寓，我知道我得告诉他们我藏在床垫下的那些东西。

我把西蒙叫进我的房间。我很紧张，但我知道如果让妈妈发现，她会承受不了。我说："你们去我公寓的时候，需要从我的床垫下拿一样东西。"接着我努力想找到合适的措辞来解释我买了自杀药。这太难了。我的舌头都打结了。

西蒙摇了摇头："你不用告诉我，桥西。"

"我必须说，"我坚持道，"我必须说，因为……"

"不，儿子。我知道你要说什么，那天我去接你回家的时候就发现了。我早把它们带回来了，冲进了马桶。"

"妈妈知道吗？"

西蒙点了点头。

知道他们一直都清楚整件事情，我感觉很怪异，但某种程度上也松了一口气。我也意识到他们本可以有截然不同的反应，可能会生气，可能会大发雷霆，可能会审问我，但他们什么都没做，还能保持冷静，我感到很欣慰。就是在这样的时刻，我意识到有他们这样的父母是多么幸运：他们可能不总是"理解"我，妈妈确实经常让我心烦意乱，但他们从未停止过努力去理解我，并去做正确的事。

# 第十九章
## 彼得与圣诞的一抹红

阿曼达

> 爱一个人,是爱他的本真面目,而非爱你所期待的模样。
>
> ——列夫·托尔斯泰

在西蒙发现药片那次事件后,桥西从大学回来到圣诞节之间只有短短几周时间。我邀请了全家人来家里过节。我希望一切都能尽善尽美,但又一次像被蒙上了眼睛在黑暗中摸索着前行,内心完全失控,完全不知道该怎么办。我去了阿斯达超市大采购,记得当时站在收银台尽头,购物袋打开着,但脑子里思绪万千,结果忘了把买的东西装进袋子。物品在袋子周围越堆越多,我就只是呆呆地盯着。场面一片混乱,我却手足无措。我疲惫不堪、心烦意乱、泪眼蒙眬。排在我后面的一个女人突然挤到前面,开始把我买的东西粗暴地往袋子里塞:"给你,亲爱的!"她冷嘲热讽地对我说。我眼睁睁看着肉馅饼被几升牛奶压得扁扁的,水果也被胡乱堆在上面。她的嘲讽和攻击让我实在受不了。我拿起手提包就走了，留下她对着不知所措的可怜收银员大喊大叫。

在那段时间，可以说是桥西最需要安慰的时候，但如果我试图亲近他，他就会把身体扭向一边，好像我的触碰有毒一样，仿佛我只会让事情变得更糟，任何接触都可能打破他"享受"的那种孤独状态。我开始有点害怕见到他，因为他要么对我怒目而视，要么面无表情地盯着我，我不知道该如何回应。我觉得自己是个废物。西蒙只能安慰我说事情会慢慢平息，本则尽量避免回家。这算什么圣诞节啊！

我曾希望到圣诞节那天，抗抑郁药或许开始发挥作用，还想着圣诞节的欢乐氛围或许对桥西有好处。

结果事与愿违。

现在我知道，这是我的判断失误。我想这也是我逃避压抑氛围的一种方式。当你生活在狭小的空间里，即使抑郁的不是你，也很难摆脱那种令人窒息的感觉。仔细想想，我想我是在努力做一个好妈妈，做西蒙的好妻子，给本和桥西温暖，同时也想弥补在桥西需要我的时候我没能陪在他身边的遗憾。

我决定尽可能把家里布置得充满节日气氛。我往冰箱里塞满了各种好吃的，还精心把袜子、内裤和须后水这些小礼物包装得漂漂亮亮。我的计划是，或许这样就能让大家暂时忘掉已经在我们家安营扎寨的那个"恶魔"。我准备圣诞节的行动，就好比摄影师一边用左手拍照，一边用右手打手势，忙得不可开交。

我面带微笑，一心想让这个节日成为对我们的另一个儿子、我们的父母、其他家人，还有年幼的侄子侄女们来说最美好的假期，让他们感受到节日的魅力。家里有个不受欢迎的"恶魔"可不是他们的错。小孩子们关心的只是吃糖果和玩猜谜游戏。这也不是桥西的错，但在大部分节日时间里，他都把自己关在卧室里，像是被流放了一样，在那张已经成为他"避难岛"的坚固床垫上寻求慰藉。

他偶尔会出现，高大的身躯别扭地堵在门口，似乎不确定该如何跟大家打招呼，该坐在哪里，可能也是第一次意识到，和其他精心打扮、穿着得体衣服的客人不同，他穿着睡衣或者内衣。他头发油腻、口气难闻、脸色蜡黄、眼神空洞。

我心如刀绞。

家人们则会急忙向他问好：

"是桥西！"

"你好啊，桥西！"

"圣诞快乐，亲爱的！"

"我们都想你了！"

"爱你，桥西！"

"过来坐这儿！"

"你想吃点什么？"

在他们到来之前，我们把桥西的情况告诉了亲人，看着他们每个人的脸上都露出痛苦的神情，紧接着就问："我们能做些什么来帮他？"如果他们真诚的话语和爱意的表达能治愈他，他早就会在走廊里翻跟头、放声高歌了。但我很清楚，即使这些话像子弹一样，他也像穿着坚硬铠甲，刀枪不入，没有什么能穿透"恶魔"包裹着儿子的那层壳。他们的话从他悲伤的外壳中滑落，像一摊水一样在地上积聚，让我们一不小心就会滑倒。

桥西会盯着那些满怀期待看着他的人。他看起来不知所措又焦虑不安。有那么一两次，他会朝孩子们挥挥手，甚至可能会亲亲他的爷爷奶奶，但更多时候，他会从厨房拿杯水，然后又拖着沉重的步子回到楼上。

听到他卧室门重重关上的声音，我妈妈会哭起来，我爸爸则红着眼眶坐着，西蒙和我会交换一个无助的眼神，本则会悄悄回到自己房间。而那些问题像在"死亡峡谷"上飞驰的摩托车手一样，在我们脑海里不停地转啊转——*我们怎样才能让他好起来？我们该做些什么？这样的生活我们还要持续多久？*

在努力把家打造成节日仙境的过程中，我买了一盆一品红。说实话，这绝不是我喜欢的植物，圣诞节过后我更是讨厌它。我之所以提到这该死的植物，是因为在努力应对儿子的心理疾病时，我做了一些相当疯狂的事。这些事情包括：向一个我并不相信存在的上帝祈祷；买些我同样不相信存在的神灵雕像和画像，并且每天向它们祈祷，求它们帮我想出如何让桥西好起来的办法；向慈善机构大笔捐款，希望真的有因果报应这回事。哦，还有，把那盆该死的一品红赋予了"人格"。

没错，你没听错。

我知道这不合逻辑。

完全讲不通。

我提到这些，只是因为这完美地展示了我当时绝望无助的心情，基于一种非常真实的恐惧：如果我儿子决定结束自己的生命，我将完全无能为力。这种恐惧一天会在我心头猛击好几次，意味着我必须学会表现得若无其事，在电视或广播节目里微笑、大笑，而事实上，一想到我在保护我最爱的人这件事上毫无用处，我的胃就会一阵绞痛。

我把那盆一品红，为了方便，就叫它……彼得吧。（好吧，我确实叫它彼得，我特意用插科打诨的方式说出来，因为我不想让你们觉得我已经失去对现实的掌控，看看病耻感机制有多么微妙。）买彼得是为了给电视房原本单调的窗台增添一抹温暖的红色——它怎么可能不让桥西心情为之一亮呢？

有一天我走进房间，桥西像往常一样已经在沙发上躺了好几天了，只有上厕所、喝水和吃面包的时候才会起身。那段时间，西蒙和我都由着他，我们不会坐下来看电视，因为不想吵醒桥西。这是我们失去的生活"小确幸"之一——不能再跟以前一样，坐在沙发上喝杯茶，看看电视节目。这只是家庭生活中无数困扰的冰山一角，日积月累，就会产生一种淡淡的怨恨情绪。信不信由你，看到他在沙发上睡着，对我们来说都是一个小小的值得庆祝的时刻，因为当你孩子的世界只剩下一张床的时候，他挪到沙发上，都是一件非常非常难得的好事。

我注意到彼得看起来蔫头耷脑的，而离圣诞节还有一周左右的时间。我给它浇了水，可能还轻声鼓励了它几句。

"加油啊，彼得，别放弃。你这么漂亮鲜艳，会让圣诞节变得很美好的。"

做完家务，我换了床单，打扫了浴室，然后探头看了一眼桥西……奇迹中的奇迹出现了，他居然坐起来了！不仅坐起来了，看起来还很清醒，精神也不错。看到他精神状态稍有好转，有点知觉，我欣喜若狂。每次出现这种时刻，我都急切地想抓住这个机会，看看能不能了解他的一点想法，这样等他再次睡着，或者更糟的是穿着内裤出现在门口、眼神空洞地发呆时，我能知道该怎么做。

我跪坐在地毯上，对他微笑。

"嗨，桥西。你现在感觉怎么样？"

"我没事。"又是标准回答。

"我能给你拿点什么让你更舒服点吗？"

他摇摇头，把毯子拉到下巴下面。

"那好，我过会儿再来看你，要是你想要什么，或者只是想聊聊天，喊一声就行。"

"我没事。"

就在我起身要走的时候，我看到窗台上的彼得，它看起来精神抖擞，叶子骄傲地朝着光伸展，深红色看起来比以往任何时候都更鲜艳。茎上长出了新的嫩芽,桥西顺着我的目光看过去。

"这植物看起来不错。"他的声音因为很少说话而有些沙哑。

我点点头,突然冒出一个想法,就像我之前说的,这个想法极其不合逻辑。那就是:如果我能让彼得保持健康,如果彼得不死,那么桥西也不会死。仿佛这盆艳俗的植物,已经成了桥西状况的晴雨表。

我冲下楼,打开笔记本电脑,就像之前搜索如何照顾抑郁孩子的指南一样,我尽可能地查找所有关于如何让一品红保持健康的资料。我学习了浇水量、土壤深度、合适的光照和遮阴程度,下定决心要让彼得保持最佳状态。

我确实做到了。

好几个月……好几个月……又好几个月……

有一次差点出问题,当时我在伦敦的一个录音棚录制我的有声读物,连续六天不在家。回到家后,我立刻冲上楼,发现桥西在睡觉。看到彼得萎靡不振,我心急如焚。我大哭起来,把它抱在怀里,拿到厨房水槽边,小心翼翼地摘掉那些有点枯黄、发脆的叶子,沮丧地看着一些还比较健康的叶子在我的触碰下纷纷掉落。我给它浇了水,告诉它,即使圣诞节已经过去,它依然很有价值,为原本单调的房间增添了美感。

"你怎么哭了?"西蒙在走廊里问。

"我的植物差点死了!"我说。

"只是一盆植物而已。"他困惑地盯着我,"你累了吧,亲爱的，为什么不去睡会儿？"

"我没事。"我借用了桥西那句万能回答，这招似乎还挺管用。

我好不容易才忍住没大声尖叫：

"它可不只是一盆植物！它是彼得！我必须让它活下去，因为它舒展起来的那天，桥西也醒了，还坐了起来。我解释不清为什么，但我觉得他们之间有联系，我不能让他们中的任何一个枯萎、凋谢、干巴——这都得靠我。我必须让他们活下去！"

你能明白为什么"我没事"这句话说起来更容易了吧。

随着时间的推移，我让桥西帮我照顾彼得，他偶尔也会给它浇水、照料它，这让我无比开心！那些晚上我睡得更踏实了些。

就在这段时间，每天晚上我哭着入睡的时候，西蒙都会紧紧抱着我，然后他会把我的手放在他的手心里，我们的手臂在床垫上组成一个 V 字形，这样我就知道他在我身边，以防万一。我会睡上几个小时，然后在凌晨惊醒，就好像突然想起熨斗没关或者窗户没关一样。带着那种感觉世界有些不对劲、心跳加速的心情，我会掀开被子，悄悄走出房间，穿过走廊来到桥西的房间。我发现他要么在睡觉，身体痛苦地蜷缩着；要么醒着，在黑暗中电子设备的光线照亮他的脸，他在没完没了地看 YouTube 视频，或者一口气看完一整季电视剧；做任何事，任何事，任何事都是为了打发漫漫长夜的无聊时光。他对我的出现几乎没什么反应，以至于我得凑近了仔细看，才能知道他是醒着还是睡着。讽刺的是，他告诉我，他盼着夜晚快点过去，这样就能迎接黎明，然后一整天都躺在床上睡觉、打盹、看无聊的 YouTube 视频和追剧，这样就能快点到晚上……你懂我的意思。对他来说，这是一个无限循环，要么试图让时间过去，要么试图让时间停止。

一天晚上，我站在门口，他抬头看着我说："我受不了了，妈妈。"

我的心跳猛地加快。我以为他是说想放弃，想结束这一切，我惊恐万分，想拼命组织语言说出一句能抚慰他伤痛的话。然而，他接下来的话，对我来说宛如天籁。

"我不能再吃这种药了，感觉太难受了。我想停药。"

"好啊，桥西！只要你觉得怎么好就怎么做。我们得想想怎么停药，之后会怎么样，但不管怎样，只要你觉得……"

我几乎是一路小跑回到床上，叫醒了西蒙。桥西不仅主动和我交流，还在说要采取行动，做出改变，这表明他在考虑自己的未来。这太重要了，这是一年多来，他第一次表现出愿意依靠自己的想法或做决定。我靠在枕头上，看着坐在我们床尾的那个"恶魔"，它看起来似乎小了一点，有点害怕了。

"没错，你这个混蛋！我一定会赢！"

"你说什么？"西蒙睡眼惺忪地问。

"没什么，亲爱的。晚安！"

# 第二十章
## 又是一个新起点

桥西

> 跌倒了，爬起来就是了。
>
> ——詹姆斯·乔伊斯

这个念头是突然冒出来的：我不想再服药了，什么药都不想吃。我不想再这样浑浑噩噩地活下去了。我的存在毫无意义，大部分时间都在昏睡，清醒的时候少之又少。而当我短暂清醒时，脑袋也是昏昏沉沉，魂不守舍。这根本不叫生活。我连最基本的事情都记不住，别人问我或跟我说的事情我统统记不住。我的脑子就像一团糨糊，毫无用处。我就像个行尸走肉，彻头彻尾被世界抛弃了。我内心深处有一种声音在呼救，如果继续这样下去，我会彻底堕落，可能永远都回不去了，这个想法比任何事都让我恐惧。

现在回想起来，这点觉醒是朝着正确方向迈出的巨大一步。不管停止服药这条路对我来说是对是错，这都是我开始重启生活的第一步。我看着手里的药片，以及另一只手中装着下个月药量的泡罩包装，几乎要强迫自己才能把药片放进嘴里咽下去。我内心有个小小的声音，那是消失已久的理性的声音，它在质问我：*桥西，你为什么要吃这些药？你觉得它们有帮助吗？* 答案是，我不知道为什么还在吃，而且，它们一点用也没有。

我怀疑这些药对我来说弊大于利，如果它们真能产生效果，可能早就显现了。我原本希望药物能让我暂时缓解一下，减轻最糟糕的症状。我希望它们能像对其他人那样也对我发挥作用：减轻我极度的悲伤，抑制我自杀的念头。但问题是，它也把其他所有感觉都抑制了，以至于我成了一个活死人。

如果说西酞普兰对我而言是块创可贴，那么米氮平就是缝合线，而问题在于，伤口并没有因此而出现愈合的迹象，这就是我的困扰。药物并不是我在寻找的治疗方法。它们只是一个面具，我也明白，对那些找到合适药物和剂量的人来说，这或许是与抑郁症共存的一种方式，但对我来说不是。

最近几个月，我研究了抗抑郁药物的使用情况，了解到对数以百万计的人来说，这些药物将他们从崩溃边缘拉了回来，减轻了他们的抑郁症状，让他们能够正常生活。我和很多患者聊过，他们靠药物的帮助维持工作、运动，享受家庭生活，可以说是"正常生活的抑郁症患者"，他们坚信这一切都归功于药物帮助改变了他们的大脑化学物质。

当你饱受抑郁症折磨时，找到合适的药物和剂量组合就得碰运气了，而此时你最需要的是改变，快速地改变，但从抑郁症中康复不可能一蹴而就，这就像调转一艘大型油轮的航向，需要缓慢而平稳，而且往往是已经行进了很久之后，你才意识到它在转向。

必须要说的是，每个人的抑郁经历都不同，没有一种适用于所有人的治疗方法或解决方案。只有对你有效的方法才行，如果药物治疗能让生活成为可能，那我只能羡慕你。

我意识到自己对过去几个月几乎没有记忆。当我站在水槽边，药片含在嘴里，此刻一恍的清醒就像黑暗中一道光芒升起，这本身就是一个突破。我回想起曾经有段时间，我的孤独是自找的，但在过去几个月，自从开始服药，越来越强烈的疲劳感和衰弱感缠着我，从早到晚都摆脱不了。我知道，带着这些混乱的思绪，我不可能在精神上找到立足之地，从而让自己恢复正常，或者即便不能恢复正常，至少也能有所改善。在我内心深处的一个角落，我仅存的理智告诉我，在这种状态下，我几乎没有康复的希望。

前一天晚上我就跟妈妈提过，但这次我告诉她："我不想再吃这些药了。它们快把我毁了。"她很支持我，但也有点担心，并指出我不能突然停药，突然停药对我不好。

我当时都笑出声了。

"对我不好？什么，比想跳桥或者吞把药自杀还不好？比感觉自己不在这个星球上还不好？比一辈子都在睡觉还不好？"

看在老天的分上，那时我的生活中有太多"*对我不好*"的事了，都不知道哪里还有好的地方。

在精神科医生的建议下，我把服药剂量减半，并照此服用了一周。妈妈和西蒙非常担心，妈妈坚持让我跟她在一起，所以当她按原计划去伦敦我舅舅舅妈家时，我极不情愿地也跟着去了。我用尽了所有勇气才去洗了个澡，然后迈出家门。外面的空气冷飕飕的，天空亮得刺眼。外面的世界对我来说很嘈杂、很陌生。我戴上耳机，闭上眼睛，试图屏蔽噪声，压住恶心感，整个火车旅程我都保持着这个状态。到达帕丁顿车站时，我难受得快要吐了。一下火车，我就往外冲，立马去找垃圾桶。我的皮肤湿腻，冷汗一个劲儿往外冒，恶心到了极点，都快把胆汁吐出来了。我几乎站不住，头晕目眩，真希望马上能回到家里的床上。妈妈快要哭了，我们跳上一辆出租车，把所有窗户都摇下来，她机械地重复着："快到了，桥西，快到了……"而出租车司机反复问："他不会吐吧？"妈妈向他保证："不会的，我准备好了袋子。"真奇怪，尽管我头昏脑涨，四肢颤抖，但我还记得他的不耐烦，他的啧啧斥问。

我一头倒在保罗舅舅和斯蒂薇舅妈家的床上，睡了一天一夜。我知道他们很高兴见到我，想和我交流、叙旧、聊天，但我实在做不到。我全身心都在对付药物戒断反应。这感觉特别不舒服。我不知道自己期待什么，但就像刚开始服药时药物对我的身心逐渐产生影响一样，我猜停药可能也类似。但事情并不顺利。我的身体反应非常强烈，几乎难以忍受。我竟然渴望米氮平，甚至怀念它的味道，现在写下来都觉得怪怪的。我躺在汗水浸湿的床单上，感觉房间在旋转。我觉得自己脏兮兮的，真希望能躺在自己的床上，挨着自己的淋浴间。这感觉跟晕车差不多。我甚至吃了点晕车药，觉得可能会有用。但并没什么用。

第二天一大早，妈妈就老大不情愿地去上班了。我感觉糟透了：就像得了流感，还伴有颤抖、恶心和剧烈的头痛。房间不断旋转，我头昏脑涨，给她打电话让她回来。妈妈几乎要哭了，解释说她没有交通工具，只能听同行人的安排，而他们不了解情况。她告诉我，有人安慰她说："哦，他会没事的，他是个大男孩了！"

但我不觉得自己是个大孩子。我觉得自己是个陷入危机、正在失控的成年人。我很害怕。

我等了几个小时她才回来。我躺在床上，身处一个陌生房间，不知道该怎么办。我又出了一身冷汗，完全分不清东南西北。

显然，我目前的低剂量服药不是个好主意，谁能想到呢？那天晚上回家后，我吃了四分之三片药，接下来一周左右都维持这个剂量，然后减到半片，再减到四分之一片，以此类推。一直这样，直到药吃完了，我也没再去拿药。

就这样。

我停药了。

又过了几周，药物的副作用才逐渐消失，头晕、极度疲劳和食欲大增的症状才稳定下来，而当这些症状消失后……嗯，毫不意外，我感觉和开始服药前一模一样。我在期待什么呢？我也不知道。但我知道我又回到了原点，充满沮丧和挫败感，让我很失望。问题是，我现在该怎么办？

家里每个人都不停地跟我说，我能停药有多棒。我想他们将此视为我掌控自己生活的第一步，找回以前的桥西的第一步，这确实没错。不好的一面是，仅仅基于时间的自然流逝，他们就期待我"好起来"，随之而来也出现了一连串新的问题：

"那么，现在怎么办，桥西？"

"你想回大学吗？"

"你会去找份工作吗？"

简直是没完没了，家人和朋友好心的建议和问题一个接着一个，他们似乎觉得我的无所事事很烦人，他们也很失望，期待我能变得阳光一些。我不知道该跟他们说什么，反正说不出什么客气话。他们觉得我痊愈了吗？他们对这种病症的不理解让我很恼火，过去和现在都是如此。

往好的方面看，我成功停了药，这感觉像是一场小小的胜利，我希望这可能是迈向更好心理健康状态的跳板。显然，在南安普敦的经历对我来说并不顺利，我开始想，也许在一个新的地方重新开始，远离那些给我痛苦回忆的地狱，才是我重回正轨所需要的。

我曾认为，或许是南安普敦的环境，以及在那里孤立无援的感觉，导致了我的抑郁。如果待在离家近的地方，或许终究还是能拿到学位。我无法想象一个与科学世界无关的未来，也知道学位是进入这个领域的唯一途径。

大约一个月后，在一个状态不错的日子，我能起床、洗澡、吃早餐，还能和妈妈及西蒙聊天。就在那天，我申请了布里斯托尔大学的生物科学专业。考虑到我的过往经历，学校给了我一个入学名额，条件是我必须住在学生宿舍，这样就有一位学长在身边照应。这感觉像是对我的信任，我又一次想象着完成学业，拿着那张通往光明未来的文凭毕业。我开始觉得一切或许都会步入正轨。我希望如此。

我必须填写大学和学院招生服务中心的标准申请表，记得当时我害怕得动弹不得，无法打字或填写个人信息，焦虑得难受。我知道如果不填好这张表，我就无法入学。现在回想起来，我觉得这是个信号，表明我还远远没有准备好，远远"不够健康"，但我选择忽略这个警告。最终，我还是填好了表格。

妈妈和西蒙一直跟我说，这是我重新开始的机会，新环境、新课程，离家又近，如果我再次跌倒，家这个安全网一直在。我以前也听过类似的话。听起来很完美，不是吗？如果不是那该死的抑郁症依然潜伏在我脑海的每个角落，或许真的会很完美。跟他们提起这个似乎很消极，好像我在放弃，或者不是个乐观的人。我能看出他们多么希望我好起来，当我和祖父母交谈时，他们面露喜色；我和他们一起坐在餐桌旁时，他们会相视而笑；要是我说要去见朋友，他们高兴得几乎要晕过去。他们的高兴溢于言表。

所以我保持沉默，一如既往地选择逃避，一边努力想着如何向前走。

我还是很难受,我表现出的任何情绪好转,任何流露出来的希望,实际上都只是暂时的。现在我明白了,我的病情再次恶化只是时间问题,因为事实上我只是在假装"好起来了"。在深夜,在我最喜欢的凌晨 3 点的世界里,我依然被结束生命的念头驱使着。我试图让这些念头安静下来,但很难。这就像一场颠簸不堪的过山车之旅,而且座位下还藏着一颗定时炸弹。

父母决定,为了庆祝这个新篇章以及每个人情绪的好转,我们应该在新学期开始前全家去度假。于是在 2017 年 8 月,他们预订了去佛罗里达的旅行,让我们都去坐真正的过山车——说我对这次旅行有保留意见都是轻描淡写了。

整个旅行简直就是一场活脱脱的噩梦。事实上,如果你能想象我最大的噩梦场景,那一定是难以忍受的酷热、拥挤的人群、持续不断的尖叫,还有被迫和家人及他们的朋友挤在同一屋檐下,而我们都还要努力玩得尽兴!我一直很紧张,也知道这种情绪会影响到其他人,这又加剧了我的焦虑和内疚感,导致我情绪低落,进而更加紧张,简直是置身于世界上最糟糕的"情绪过山车"上。

每天,房子里都会响起兴奋的尖叫声,大家兴奋地讨论着当天要做什么、去哪里以及有什么计划,而每天我都得鼓足勇气起床,加入这场"聚会"。也有一些开心的时刻,看到小表弟见到"真正的"变形金刚时脸上绽放的笑容,在环球影城也有几次欢笑,但我知道,在佛罗里达这样一个阳光明媚的大型主题公园里，很多人会觉得这是世界上最棒、最快乐的地方，我都要费这么大劲才能感到"开心"，那么，当我回到没那么阳光的高等学府时，未来会怎样，我不禁感到担忧。

这一天很快就来了。

我们从佛罗里达回来大概一个月后，当我走进另一间学生宿舍时，一种强烈的似曾相识感涌上心头。妈妈挂起小彩灯，在架子上摆放植物，这让我的烦躁感又开始骚动了。不过，几天后我告诉她我和新朋友出去了，甚至还去听了一堂课，看到她眼中的喜悦，我心里也明白，用不了多久，她脸上的笑容就会再次消失，我们又会回到原点。但我没有说破，当然没有。我太希望一切都能顺利，为了我自己，为了我的父母、祖父母，为了所有看到我陷入低谷的人。我们并没有真正直接谈论在南安普敦发生的事——那似乎是最难启齿的话题，而且我敢肯定，提及它就像揭开旧伤疤，但那道伤疤对我而言尚未愈合，依然很疼。

布里斯托尔大学有个制度，会安排一位学长和新生住在一起，这样如果出现危机，学生就有个可以求助的人。我们这栋楼的学长也是个学生，只比我大一岁左右，说实话，尽管他人真的很好，但在我看来，他并没有接受足够的训练来应对任何真正的紧急情况。他有点内向，甚至有些害羞，要么埋头学习，要么不在宿舍。我觉得这个制度并不像学校认为的那样是个心理健康安全网。学校还有一位宿管员，总是纠结于一些我觉得无关紧要的事情，而真正严重的问题他根本毫无察觉。

写这本书时，我不能不提到布里斯托尔大学的高自杀率。我不能也不想试图解释其背后的原因，这些原因很多且复杂，但我知道学校和负责学生关怀的人正在关注这一问题。学生们自己也在积极行动，我衷心希望，这种更高的关注度，加上《大学心理健康宪章》的执行，能为未来的学生带来不同的结果。学生们意识到自杀率居高不下，开始要求更多的支持。布里斯托尔大学学生活动的组织者表示，该校存在"日益严重的心理健康危机"。据英国广播公司的一则新闻报道，"在布里斯托尔，寻求帮助的学生人数在过去五年里增长了106%——从2012—2013年的1375人增加到2016—2017年的2827人"。

我很高兴有家人在身边支持我。我还遇到了一群很棒的人，我喜欢和他们一起外出，他们是那种可以做一辈子朋友的人，现在我遇到事情还是会找他们。我的朋友们都知道我在与心理健康问题作斗争。我感到很尴尬，但还是在一个晚上喝了两杯啤酒后鼓起勇气告诉了他们。谢天谢地，他们淡定接受了我的坦白，我很高兴自己告诉了他们。这意味着他们知道我有时需要消失一下，独自整理思绪，或者更喜欢独处，他们也会像我照顾他们那样照顾我。

尽管有了这种新的支持，但焦虑和自卑的幽灵又开始在我身边徘徊，没过多久，我又开始用酒精麻痹自己。喝醉是一种解脱。

住在学生宿舍时,当我想从紧张的状态中抽离一下时,喝酒依然是我的首选。现在我意识到,这几乎是我在南安普敦行为的重演,但我太害怕去想这些了。

事实很简单,或许我每天都能起床,也确实重新包装了自己,留长了头发,换了大学,但我的大脑并不在乎这些。我依然在慢慢崩溃,小心翼翼地不想搞砸这第二次也可能是最后一次的学习机会,却无法集中注意力。我的生活毫无规律,那是我内心状态的写照。我不是在喝酒就是在睡觉。

妈妈和西蒙,甚至全家人都为我能在布里斯托尔上学而高兴,如果告诉他们我觉得自己正在沉沦,这根本不可能。我和他们一样希望这是我改变的机会。我最希望的是把过去几年抛诸脑后,回归"正常"生活,不管"正常"意味着什么。倒不是他们在给我施压,而是他们不经意间流露出的微妙暗示,比如"为桥西感到骄傲""看到你重新站起来有多棒""我就知道你能行,桥西"这些话让我毫无疑问地明白,如果他们再听到我想退学,对所有人来说都是个沉重的打击。

随着第一学期过去,我又开始酗酒。喝得非常非常凶。出门前喝一小瓶伏特加,然后再喝十品脱苹果酒或啤酒,直到烂醉如泥,这对我来说是家常便饭。我追求醉酒带来的那种忘却一切的感觉。我喜欢这种感觉。非常非常喜欢。酒精提供的逃避方式非常有诱惑力。我知道自己正在堕落,但我不在乎。

# 第二十一章
## 岔路口

阿曼达

> 一只燕子不成夏,一日晴好非全春;一日欢愉,不足以让幸福恒久。
>
> ——亚里士多德

时光匆匆流逝,桥西在布里斯托尔大学顺利开启了他的大一生活,本也在利物浦求学。而我们终于找到了那座梦寐以求的理想家园,这个梦想自 2011 年我提笔写下第一部小说《虞美人之日》起就已经种下。书中讲述了一位年轻女孩的丈夫在阿富汗被劫持为人质,女孩不惜一切代价,一心要把心爱的人带回家,她深知没人会像她一样为丈夫的自由而战。写这篇小说时,我们住在一个破旧的军营宿舍里,屋顶漏水,摆放着军队标配的家具。我常常憧憬,要是我的写作事业有朝一日能取得成功,就买下一间杂乱而破旧的农舍,里面要有嘎吱作响的地板、歪歪扭扭的门、熊熊燃烧的火炉,还有厨房里的老式石板地面。无数个雨天,我们都沉浸在这样的幻想中：穿着睡衣，蹬着惠灵顿靴子，在花园里漫步，手里捧着一杯茶，坐在格子呢毯子上，静静观赏日落。长久以来，这都是我的幻想，光是想想，就能在许多个雨天温暖我的心。

突然间，银行账户里有了存款，这栋房子的种种仿佛也命运般向我们招手，我们对它一见钟情。我们小心翼翼地询问桥西对搬家的看法，深知改变可能会引发他的不安。他坦率地告诉我们，每次走进现在住的房子，他都能看到自己的抑郁，感受到"恶魔"的存在。这完全说得通，毕竟这里是他最不快乐的地方。他渴望搬到新家，重新开始，再也不用睡在那像牢笼一样的卧室里。

我之前没有考虑到这一点，但现在想来确实如此，对他而言，每天回到事故现场般的感受一定很难受。就这样，我们做了决定。我们的报价被接受了，接下来就是等待法律手续完成，然后再搬进去，把它变成我们的梦想之家。

我兴奋极了。

我们开始收拾小房子里的东西，为搬到乡下做准备。此时的桥西，已经在康复之路上迈出了巨大的一步，醒着的时间比睡着的时间多了。搬家前，我甚至把那盆叫彼得的一品红扔掉了！直接扔进了垃圾桶，感觉爽极了！桥西能重新回到大学，而且这所大学离家近得多，我们无比开心。这意味着，如果他感觉自己状态下滑，我们能在半小时内赶到他身边，同时，这也为他提供了一个出口，一个目标，让他有机会专注于抑郁之外的事情。我们想着，要是他能重新开始学习，谁知道这会带来怎样的结果呢？我们为他的坚强、决心和独立感到无比骄傲。当然，他还远远没有痊愈，差得远呢，但如果说之前抑郁这个恶魔紧紧抓住桥西不放，那么现在它已被赶到了角落里，桥西终于能在这么久以来，第一次自由地抬起头。

住进学生宿舍似乎是个让他重新融入外界生活的好办法，也能让他以一种稍微受到监管的方式回归学生生活。他很快结交了一群很棒的朋友，这让我很欣慰。当然，他也和几个老朋友保持着联系。但正是这群新朋友，用全新的眼光看待桥西，让他得以摆脱过去的阴影。他买了新衣服，开始关心自己的外表，我和西蒙都记不清多久没见他这样了。

事情进展得……还行。不算太好，但也过得去。桥西好了很多，但还是有点孤僻，喜欢沉思。西蒙和我还是担心桥西的生活方式。没错，他有了一群朋友，能重返校园学习，这很棒。但他酗酒，然后回家一睡就是好几天，这就很严重了，往轻了说，这无疑是个危险信号，我可不希望儿子这样生活。我们为他的行为辩解，因为看到他能起床、穿戴整齐，像正常人一样生活，对我们来说已经很好了。回想那些最糟糕的日子，为了他能出门走走，我们愿意付出任何代价，这样一对比，就很容易原谅他现在的生活方式。但他的生活方式显然具有破坏性，我们都有足够的经验，明白这是他应对或者说逃避内心困扰的一种方式。

他再次拒绝和专业人士交谈，我们又陷入了那种可怕的不确定状态，为孩子忧心忡忡，却又要面对他已经成年这个事实。西蒙和我为此争吵，为如何处理这种情况而拌嘴。他担心桥西又重拾旧习，没有正视自己的精神状态，预测他很可能再次崩溃，然后退学离开。我不同意他的看法，列举了所有积极的方面：桥西有新交的朋友，要是他状态下滑我们能随时赶到他身边，以及他在布里斯托尔大学上学看起来非常开心。对我们来说，这是一段紧张的时期，因为我们意见不合。我讨厌这种感觉。

我们决定做一直以来都在做的事情：保持沟通的大门敞开，持续关心桥西，确保他尽可能安全。我思考着西蒙说的话，询问桥西的学业情况，他含糊其词，我明显感觉他没怎么学习。我开始怀疑西蒙是对的，第一次思考或许大学根本不适合桥西，也许他还没有"修复"到足以回归日常生活，只是硬着头皮继续！我们是不是做错了？我无法确定我们是在成就他的梦想，还是把他推入了噩梦。那些失眠的夜晚又回来了，这次我满脑子都是那个老问题：桥西变得更快乐了吗？怎样的条件才能让他快乐？

一天晚上，我记得是在二月，桥西九月入学之后，突然打来电话。不是让我们去接他，也不是像往常一样汇报他的感受，而是说他感觉不对劲。我们很高兴他能主动联系我们，但他说话吞吞吐吐，声音很轻，一下子我心中警铃大作。

我们没有告诉他，当时我们立刻跳上车，一边开车去他的学生宿舍，一边和他通话。我们小心翼翼，既担心情况的严重性加剧，让他在宿舍里或新朋友面前尴尬，又想离他近一点，以防万一……西蒙不时给我会意的眼神,那一刻,我们心意相通,都为儿子担忧。

"你感觉怎么样,桥西?"我尽量让语气听起来随意些,西蒙则开着车,从家到学生宿舍要三十分钟。

"我不知道。"

"你能试着描述一下吗,桥西?是感觉好还是不好?"我尽量把问题简化,以免给他吃力的大脑增加负担。直觉告诉我,他状态不好,这让我心跳加速。我想起他之前买的药片,又想到那些因自杀离世的学生新闻,一个又一个……

"呃……不好。"他咕哝着。

"所以……是不好。好的,亲爱的。你觉得自己在挣扎吗,桥西?"我咬着嘴唇,等待他的回答,他的回应来得很慢。

"我感觉应付不来。我很焦虑。"他终于回答道。

"好的,好的,那就坚持住。你想回家吗?"

"我觉得不想。不,我不想。"

"好吧,我们这就来看你,就想和你聊聊。我们已经在路上了。"

"不!我不想你们来!别来!"他的语气立刻变了,听起来很愤怒,这和他之前迟缓的回答一样让我害怕。西蒙紧盯着前方,下巴紧绷,尽量快点赶到。

"好的,好的,尽量保持冷静。我们不进去,我保证。"我缓缓地、平静地说道,"但我们会坐在外面,以防万一。我们会一直在车里，直到你感觉好点，或者你想和人聊聊，或者你睡着了，或者你需要我们带你回家，或者任何其他情况。别着急，桥西，我们有的是时间。"

"我不想要你们来这儿！"

"我听到了，桥西，但要是你有危险……"

"我没有危险！"他听起来很坚决，但我的直觉告诉我，他可能有危险。我想起在澳大利亚接到西蒙电话时的情形。

我心急如焚，胃里像有个球紧紧堵在那里。西蒙一边开车，一边竖起耳朵听着我们的对话，他握着方向盘的手指关节绷得发白。

"你觉得你有可能会自杀吗，桥西？你现在有自杀的念头吗？"

我终于问出了口，自从他打电话以来，这些话一直堵在我嗓子眼，在舌尖上打转。可怕的话终于说了出来。大声说出这些话让我很害怕，我担心会把这个念头植入他的脑海。我不知道这样做是对是错。

沉默。

"桥西，和我说说话，亲爱的，你觉得今晚你会尝试自杀吗？"我的声音坚定、严肃，但内心却翻江倒海，血管里流淌的全是恐惧。西蒙伸出手，紧紧握住我的手，那一刻，我觉得他做得很对。

"我不知道，妈妈。"他低声回答，不再愤怒，"我只是很累。"

"我知道,宝贝,我知道,但坚持一下,桥西。你不是一个人。你不是一个人,亲爱的。我们就在这儿。我们一直都在这儿。"我拼命忍住眼泪,知道这对情况并没什么帮助。

我们让他一直拿着电话,轻声说着话,说些有的没的,他几乎不回应:

"今天早上很冷……"

"我今天一直在写作……"

"我们去看了爷爷和奶奶……"

"你吃午饭了吗……"

"西蒙一直在花园里……"

"本在利物浦……"

在遇到红灯和堵车的烦躁时刻,我们就用这些话打发时间,直到最后,谢天谢地,我们终于把车停在了他宿舍外面。我挂断电话,西蒙用他的手机打给桥西,他觉得少些情绪化的介入可能是最好的办法。我觉得有点难受,因为我真的很努力了,但我提醒自己,这不是为了我自己,而是为了桥西,做任何必要的事。但我多想成为那个能给出答案的人。

"我们在外面,桥西,哪儿也不去。"我听到西蒙说,"哪怕我们在这儿待一整晚,也没关系。"

我们小心翼翼地把握着分寸,既不能剥夺他对生活和未来仅有的那点掌控权,又迫切地想破门而入,把他抱起来带回家。西蒙继续和他聊着,我下了车,打电话给一个知名的心理健康慈善机构，他们提供了一条求助热线，如果你觉得有人可能处于危险中就可以拨打。我慌不择路，试了好几次才正确找到并拨通号码，总是拨错、按错，或者不小心挂断电话。我感到绝望，胃里一阵恶心。

终于，我和一个男士通上了话，他建议我报警。

我试图解释，声音颤抖："我觉得报警可能会让已经很微妙的情况变得更糟。我只是想要些建议，我该怎么做？我们不知道该如何处理，也不知道怎样说才最合适。"我语无伦次地说着："这情况很微妙，需要小心处理，我们真的不知道怎样才能更好地帮到他。"

这位男士用一种公事公办的冷漠语气说："如果你的儿子要自杀，尽量确保他不会对他人造成危险或伤害，然后报警。"

我挂断了电话。我真想冲他发火，破口大骂！

当然这不是他的错。当然不是。我原本想从这条求助热线得到万能药，得到一句神奇的咒语，能把我们从这场噩梦中解救出来。我想知道在哪里能找到一种魔法药水，洒在桥西身上就能让他好起来，能让我和西蒙回到家里的厨房，回到接到电话前我们正准备吃晚餐、开心大笑的那一刻。那种药水能让我不用站在布里斯托尔的唐斯丘陵上，在黑暗中穿着睡衣和步行靴摸索，脸上的妆容被泪水糊花，听着丈夫像哄孩子一样轻声细语。我那时在想：*我们还能承受多少这样的事？还有多少？*但紧接着，我脑海中浮现出桥西的脸，苍白而痛苦，我顿时觉得自己很糟糕。我怎么能有那些想法呢？无条件的爱应该是，**即使爱一个人很难，也依然爱他。**

我回到车上，西蒙握住我的手。

"这会过去的，桥西。一切都会好起来的。一切都会好起来的……"

"我只是……受够了。"桥西说完陷入了沉默。

就是这个信号，让我们决定"行动！行动！行动！"

我们决定自己采取行动。在法律上，桥西或许已经成年，但他是我们的孩子，我们听从内心的声音，让父母的本能引导我们的行动。

西蒙紧紧握着电话，我能看出他情绪很激动，声音都哽咽了。

"我们要带你回家，桥西。"他坚定地说，我忍不住轻声哭了出来。

"我不能……我不想。"他虚弱而无力地回应道。

"桥西！听我说。我们爱你，今晚这事不由你决定。我们只需要确保你的安全，我们要带你回家。现在，你是自己出来，还是我们进去接你？"西蒙语气坚定，带着一种我无法企及的决心，威严又亲切。那一刻，我们没有分歧，配合得无比默契，像一个团队，我从未像此刻这样感激他在我身边。

电话那头沉默了，直到最后桥西开口。

"我现在出来。"他低声说。

几分钟后，他走进了我们的视线。他低着头，穿着睡衣，看起来垂头丧气，脚步缓慢，但我心里只有深深的、深深的宽慰。西蒙放下电话，长长地舒了一口气，仿佛一直屏着呼吸。我们把他塞进车里，几乎一路沉默地开车回家，谁也没说话。

我感觉自己的呼吸恢复了正常，望着窗外默默流泪。桥西坐在后座，难以保持清醒，头歪向一边。西蒙熟练地开着车，在繁忙的道路上往家赶。我想起桥西小时候，每次外出游玩或家庭聚餐后，在回家的车上他总会睡着。我会把车停在克利夫顿我们那间小地下室公寓附近，小心翼翼地把他从儿童座椅上抱起来，让他的头靠在我的肩膀上，他的小腿垂在我腰间晃荡。回到家后，我常常舍不得把他放进小床，因为他在我怀里的重量，以及他熟睡时那毫无防备、全然信任我的模样，让我觉得无比美好。有时，我会坐在窗边宽大的扶手椅上，桥西睡在我的胸口，我透过玻璃窗凝望着夜空，觉得自己是世界上最幸运的女人。那时我没什么钱，独自一人，有时也会感到孤独，工作也很辛苦，但在那些抱着孩子，看着月亮从暗淡天空中如瘀伤般的云朵后探出头来的时刻，我觉得自己拥有了一切。我确实拥有了一切，在那一刻，我希望能回到过去。我不知道为什么，也许是想从对桥西的持续担忧中解脱出来，也可能在某种程度上，我觉得如果再有一次机会，我会做得不一样……具体怎么做，我也不确定：少工作，多陪他，更细心地照顾他……

西蒙把车停在家门口，轻轻叫醒桥西。桥西一言不发，走进屋子，一步一步地爬上楼梯，每一步都像攀登珠穆朗玛峰一样艰难，每走一步都要停下来喘口气，让身体准备好迈向下一步。看着他这样，真让人心疼。

那天晚上，我们像以前一样，敞开卧室的门睡觉，以便在夜里能随时留意他。说是"睡觉"，其实我们只是静静地躺着，太过警觉，根本睡不着。西蒙和我牵着手，直到天亮太阳升起时，我心里松了一口气。我们挺过来了，又陪桥西挺过了一晚，又迎来了一天。然而，我的宽慰中夹杂着一丝凄凉。这是一个巨大的挫折。我想西蒙和我当时都明白，对桥西来说，上大学这一步迈得太大了。这超出了他的承受能力。他还没准备好。再多的新朋友和新环境都无法改变这个事实。我想起他被布里斯托尔大学录取时，我鼓励他的话："这可能是你需要的全新开始！你能行的，桥西！未来可能很精彩！"

接着，一个最糟糕的念头闪过我的脑海：是我逼他接受这个入学机会的吗？我是不是那种只会说漂亮话的虚伪蠢货，怂恿他去捡起那个该死的"小盒子"？*只是个小盒子……试试看……*而他真正想做的，可能只是爬回他的"床岛避难所"？我讨厌这个想法。他是为了取悦我们才接受这个机会的吗？是我让他失望了吗？我想起新学期开始前，我们带他去吃午饭，车里塞满了他在布里斯托尔开启新生活可能需要的所有东西。我记得他离开餐桌，跑去厕所呕吐。我仿佛看到他那湿冷的手，他那显而易见的焦虑。

我悄悄沿着走廊进去，看着我的儿子，他又蜷缩在床垫中间，我不禁落泪。

他在那儿待了一个星期。那是可怕的一周。西蒙和我都很疲惫，有时会忍不住冲对方发脾气，我也没什么力气。在为最新小说做电台采访和参加一个电视节目讨论的间隙，我哭了又哭。我身心俱疲，倍感挫败。我们接下来该怎么办？西蒙和我反复讨论这个问题，却始终找不到解决办法。他开始失去耐心，我也没了精力，这对我们所有人来说都不是个好兆头。

然后有一天，桥西出现在楼下，就这样说他想回大学。西蒙和我既谨慎又害怕，既想鼓励他离开床榻的想法，又担心他步子越快摔得越疼。这感觉像是从卧室直接跳回大学生活，我们担心这太过突然。

我记得他在车里很愉快地聊天，询问我的新书进展如何，还说起终于能搬进农场会有多好，大概什么时候能搬进去。仿佛上周五晚上的可怕事件从未发生过。但我没有担心，反而从他的"正常"中得到了安慰，像往常一样希望这可能是一个转折点。西蒙和我心照不宣地相视一笑，充满希望，我的心情也随之轻松起来。这就像是生活在一个旋转木马上，同样的场景在无尽循环中一闪而过，但我们不知道如何让它停下来，就算我们想下车，桥西还紧紧地粘在上面，我们也没办法。

生活中有太多看似的转折点，太多虚假的曙光，让我以为我们正走在康复的正轨上。这些时刻是美好的。然而，真相是，我刚松了一口气，对着家里各个角落的神灵默默感恩，转过下一个弯就又发现自己再次站在悬崖边上，而桥西正用指尖紧紧抓着吊在那里，命悬一线。

房子里很安静，只有两个人吃晚饭。独处的感觉真好。我们有点晕乎乎的，我想是因为松了口气，我记得我们为一些蠢事笑个不停。我们还聊了我正在写的书，以及西蒙工作上的事。这些平凡生活的小片段，让我们从主导生活的焦虑中暂时解脱出来，仿佛给精神放了个假。我们看了些无聊的电视节目，在沙发上依偎着，然后筋疲力尽地倒在床上，头一沾枕头就睡着了。我记得当时感觉很开心。

凌晨3点，电话铃响了。

我醒来，看到西蒙坐在床边，听到了他通话的最后几句。

"我马上来！我现在就来……"他睡眼惺忪地把电话夹在下巴下，一边在地板上摸索牛仔裤和车钥匙。

"怎么了？发生什么事了？"我打开了灯。

"桥西……"他咽了口唾沫，我的心也跟着沉了下去，"桥西在急诊室，他……他出了意外。"

"什么意外？"我几乎不敢问，声音很小，喘不过气来。车祸？摔倒？受伤？我的大脑飞速运转……

"他伤了手腕。"他点点头。我们对视一眼，我知道这不是意外。西蒙看起来紧张、疲惫又生气。

"我和你一起去。"

"不，曼迪，你留在这儿。我会尽快回来。我保证。"

说完，他匆匆冲下楼梯，消失在寒冷黑暗的夜里。我看着他几分钟前还睡得香甜的温暖床铺,如今空出的那块地方还残留他身体的余温。我睡不着,哭不出来,什么也做不了。我麻木了。我非常非常担心桥西,但也在想西蒙在深夜开车穿过黑暗时,心里在想什么。我怀疑他是否后悔和我在一起,组建了我们这个四口之家。谁能料到会这样呢?

我下楼,穿着睡衣,腿上盖着毯子,坐在窗边,凝视着黑暗,等待着车灯扫过路面,把我们的孩子和我的丈夫带回家。

三个小时后,黎明破晓,黑暗渐渐退去,车终于开回来了。我冲到前门,把桥西迎进来,西蒙跟在后面。

桥西面如死灰,眼窝深陷。他的手腕紧紧缠着一大块白色绷带,绷带蜿蜒着爬上他的手臂,一直到他的手。看着就让人心疼,我胃里一阵翻腾。绷带上有一块鲜红的血迹,血已经渗了出来。我一阵恶心。

"怎么回事?"我摇摇头。他才离开我们的照顾几个小时,就发生了这种事!

"我……我不小心摔在……呃……"

"一些玻璃上。"西蒙替他说完。

"玻璃上?怎么会……桥西……什么……"我语无伦次。

西蒙微微冲我摇头。

"我们明天再说吧。"他声音沙哑。

我挤出一丝微笑,试图掩饰自己的痛苦。"我去泡点茶。"遇到紧急情况,我总会这样做,烧壶水,泡杯茶。这或许解决不了任何问题，但能让我分心，好整理一下思绪。

我把水壶接满水，按下开关，努力让大脑冷静下来。他做了什么？他是怎么弄的？我因疲累而感到恶心难受。就在这时，我听到一声闷响，好像有人摔倒了。确实，听起来就是有人摔倒了。

桥西……我冲进客厅，眼前的一幕让我终生难忘。

摔倒的不是桥西，而是西蒙。

我的依靠，我的磐石，我的支柱，夜晚与我牵手的伴侣，我的坚强战士，此刻正蜷缩在地毯上，双手抱头，身体抽搐着，他在哭泣。

桥西坐在我刚离开不久的椅子上。

我跪了下来，抱住我的男人。我说不出话，只能紧紧地抱着他，这是我唯一想做的事。我也哭了，原因有很多，一方面是看到丈夫如此痛苦，另一方面我知道这是个十字路口：他受够了，我们都受够了，这对我们这个小家的未来意味着什么呢？

我们就那样坐在地上，痛苦赤裸裸地暴露出来。我们哭泣着，互相支撑着，确切地说，是彼此依靠着，真的是到了极限。我们几乎崩溃了，正是这最后一根稻草让我们看清了现实。

"西蒙！"我抽泣着，"西蒙，求你了……"我不知道自己在祈求什么，也不知道还能说什么。感觉过了一个世纪那么长，我们的哭声才渐渐平息。我们背靠墙坐直，看着对面坐在窗边椅子上的桥西。他盯着我们，用没受伤的手握着缠着绷带的手腕，脸痛苦地扭曲着。西蒙和我牵着手，擦干眼泪，深吸一口气。过去几年，我们一直尽力不让桥西看到我们的痛苦和疲惫，觉得他要应付的已经够多了，但现在已经无法回头，我们的脆弱就这样暴露无遗，而桥西成了目睹这一切的人。

"我们撑不下去了，桥西。"我替我们俩说道，"我们知道你生病了，但你得努力，你必须帮助我们来帮助你。"

桥西点了点头。

我心中五味杂陈：我确实很累，同时又对我们陷入这种境地感到愤怒，还迫切地、迫切地想要帮桥西好起来。"我们提出的每一个建议，每一件事，换食谱、吃营养剂、健身、冥想、散步、呼吸新鲜空气、养个宠物、去看心理治疗师、去医院……所有建议你都说不、不、不！我们已经没有办法了！我们已经筋疲力尽了。"

桥西又点了点头，把缠着绷带的手腕抱在胸前。看到他这样，我的心都碎了，他看起来像个孩子，这又让我忍不住落泪。西蒙紧紧握住我的手，我记得我望着窗外的路灯，真想站起来，走出前门，关上门，然后消失……我知道这很自私，但我真是走投无路了。

"我撑不下去了，桥西。这影响到了一切，我不知道怎么阻止你伤害自己，我觉得我们做的一切只是在拖延时间，拖延你总有一天会自杀的结局。这就像生活在悬崖边上，我天天提心吊胆，等着你掉下去。"

桥西突然发出声响。

那是一种缓慢而响亮的声音，像受伤的动物发出的哀嚎。

他哭喊着说："我没想到……你们俩对我来说就是一切，我没想到……"他的眼泪流得又快又突然，很奇怪、很荒谬——我竟然感到高兴！因为桥西哭了：一种有形的、真实的情感！终于有了点反应！这个面无表情像雕塑一样的男孩，几个月来一直像没电的机器人一样跌跌跄跄地生活，但现在终于流泪了。他发出的声音和流下的眼泪提醒我，如果我还需要什么提醒的话，桥西，我们那个充满活力、聪明的孩子，仍然还在，这真的、真的像是一个转折点。我俯身握住他的手，我们三个人就那样待着，组成一个痛苦的三角形，每个人都在等待转机。

"你得帮帮我们，桥西。"西蒙接着说道。

"我会的。"他点了点头："我会的，对不起。"

"你不用道歉。"西蒙安慰他："你永远都不用道歉，孩子。我们爱你。真的，桥西。生病不是你的错，但我们得做出改变，你得尝试一些事情，试着接受一些事情，不然我们都会掉下去摔死。"

"好的，我愿意。我想好起来。"他勉强说道。

我不知道我们三个人那样相对沉默地坐了多久，每个人都轻声提出一些关于未来如何做的建议，但我知道，当我们起身走上楼梯去睡觉时，新的一天开始了。

全新的一天。

西蒙和我钻进被窝，我躺在那里凝视着他。他的眼睛肿了，呼吸也不规律，那是不习惯哭的人才会有的样子。他的反应提醒了我，他也是人，也需要支持。我一直沉浸在自己的挣扎中，努力维持生活，写书、上电视、做电台访谈、照顾桥西，还要应对家庭生活中的各种琐事，却忘了这个男人，我的丈夫，也是一位父亲，他也在受苦。我下定决心，要多倾听他，我伸过手握住他的手。我发誓以后会一直这样做，在漫长、漫长的一天结束时给他带来安慰。

"我爱你，西蒙。"

"我也永远爱你。"

我相信他。

# 第二十二章
## 我又能看见色彩了

桥西

> 我曾设想,若你已不在人世,便无需再承受诸多痛苦,比如:不再有疾病、不再有挣扎、不再有失去、不再有心碎、不再有衰老……然而,随即我又想到,你也会错过种种美好:初为人父,体会拥有孩子的幸福;暮年之际,尽情怪诞洒脱的自由;畅饮香槟,直至酩酊大醉的快乐;于溪边草地酣然入睡,醒来时被爱人拥在怀中的甜蜜;于码头品尝新鲜捕捞的龙虾的满足;因一点小事开怀大笑,幸福到晕眩。噢,亲爱的,这样的事会数不胜数,无穷无尽……
>
> ——阿曼达·普洛斯

我被送到急诊室的那个晚上,是无数个我羞于启齿的醉酒断片之夜中的一个。我和朋友们出去喝酒,然后摇摇晃晃地回到学生宿舍。这种醉到失去意识的情况以前也发生过几次,但那晚的后果可比我在朋友卧室地板上醒来，身上穿着外套，手里抓着烤肉串要严重得多。

不知怎么地，我迷迷糊糊地在公用厨房醒过来，发现我独自一人，跟跟跄跄，手腕被严重割伤了，因为我把手臂伸进一扇玻璃窗，往下划拉了一下。情况相当严重，一片混乱。这件事回想起来很艰难，写下来更是难上加难。我记得地板上有一大摊血。我的手臂很疼，但酒精已经让我对最严重的疼痛都麻木了。当时，我有一半心思是想着就这样流血而死。我想，这或许是个解脱的办法。

我在走廊里晃悠，犹豫着是回床上躺着听天由命，还是去寻求帮助。就在我犹豫的时候，住在同一走廊的朋友亚历克斯出现了，他帮我收拾了烂摊子。他看到我的样子惊恐万分，他的表情让我知道情况有多严重。我当时已经麻木到无法理解发生了什么，细节也记不清了，但我记得那些围在我身边的人一副惊慌失措的样子。后来有人告诉我，一名工作人员被叫过来，看了一眼我的伤口，差点晕过去。

大家一致认为叫出租车比等救护车更快，于是我坐着疾驰的出租车去了急诊室。亚历克斯和我一起坐在车上，他用毛巾包住我的手臂。到了医院后，我被迅速送进急诊室。医护人员从伤口取出玻璃碎片，给我缝合伤口，然后包扎了手腕和手臂。打电话给西蒙时，我已经稍微清醒了一些。他来接我。在医院里他很镇定，在车里也很安静，我很感激，不想详细讲述那晚发生的事。

我不想讨论，不想承认，也不想去想，但回到家后……这很难说出口，我的父母简直歇斯底里。

真的是歇斯底里。

我想他们把这看作我病情没有好转的第一个证据，证明我没有像他们希望的那样好起来，而且非常失望。我就是个烂摊子，彻头彻尾的烂摊子，这又有什么新鲜的呢？

在我去急诊室的前几周，老朋友"抑郁"又把我拖进了深渊。我不再去上课，不再学习，不再与人交流，又开始整天躺在床上。那是我唯一觉得安全、不会被评判的地方。

我带着缠满厚厚绷带的手臂和手腕回到家的那晚，对我来说一切都改变了。那是我第一次看到西蒙如此难过——真的，非常非常难过。他几乎崩溃了，目睹这一切让我心如刀绞，因为我知道我是这一切的原因。我不愿回想这件事。我知道他为我做了那么多，想起他那些晚上睡在我那间破旧卧室脏兮兮的地板上，看到他如此无助，我下定决心，要尽我所能找到走出迷障的方法。我不想让他失望，也不想让妈妈失望，妈妈说的话让我深受触动。她说他们已经不知道该怎么帮我，甚至不知道该给我什么建议，我这才意识到，我的抑郁不仅影响着我自己，还影响着每一个人。她还尖叫着说，酒精解决不了任何问题。她是对的。我需要掌控局面，至少尝试一些我之前拒绝的事情。我明白我必须做出改变，否则我们都会完蛋。

现在回头看，很明显，意识到自己的病对他人的影响，实际上是我康复的一部分，而之前我要么毫无察觉，要么深陷抑郁之中，无暇顾及他人。父母的健康和他们对我的关心，对我来说不是压力，而是让我感到他们真的很爱我，很在意我。我们三个人在客厅一直坐到天亮。我记得妈妈泡了茶，当我们上楼时，气氛已经轻松了许多，仿佛我们的世界发生了微妙的转变，仿佛我们开始一起携手向前走。

我的手上至今还留着一道从手掌根部延伸到手腕中央的皱巴巴的丑陋伤疤。天气冷的时候它会隐隐作痛，时不时还会发痒。我知道妈妈很讨厌看到它，但我却不讨厌，因为它提醒着我曾经是多么脆弱，也提醒着我的成长，提醒我已经走了多远，还让我想起那个晚上，我怀着一种决心，一种事情会好起来、也一定会好起来的信念登上楼梯。

那时，我们已经定好了搬进新家的日子，那是一座乡村农舍，一个宽敞明亮、宁静祥和的地方。它是我们所有人的避风港。我记得在那片土地上漫步，感觉比以往任何时候都要自由，在那里我能畅快呼吸。我们搬进去大概一周，我和西蒙在牧场的时候，他突然问我："曼迪和我一直在想，要是你不用再回大学，永远都不用，你会怎么想？不用再去上课，没有截止日期，没有作业，没有指定阅读材料，也没有考试。想象一下，桥西，要是你能离开学术世界，走自己的路，找到属于自己的方向……你感觉怎么么样？"

我低头望着与塞文河接壤的田野，一种难以言喻的轻松感涌上心头，就好像我长久以来拖在身后的重负被卸掉了。

我对他笑了笑，那是一种全新的喜悦，我想我们那时都知道，这就是答案。我要离开大学。*我要离开大学！*我会做些什么，不管做什么，但都会按照自己的方式来。这是个令人害怕的决定，但大学里朋友们的支持让我觉得容易了一些，他们说如果我继续留下，他们都会为我担心。就在大二开学前夕，我打电话告诉了我的第一个朋友。告诉他我要离开时，我感觉这是件大事，但他并没有我想象中的惊讶，还说我早就该离开了。我和这帮朋友现在仍然很亲密，每个周末都会和他们见面，我待在家里而他们在大学读书，这似乎并没有影响我们的关系。

就是这样。真的就这么简单。发了一两封邮件后，我就离开了我整个学生时代都在努力想要进入的环境。一瞬间，我就做到了。那种感觉……就像你放学迎来暑假的那个下午，或者有史以来最棒的周五晚上，知道一个长长的周末在等着你。我终于自由了，想到未来时，心里不再充满恐惧。实际上，我现在很乐意成为另一种生活方式的倡导者——大学并不适合所有人，这毫无疑问！它也不必成为人生的唯一目标。条条大路通罗马。

大学并没有让我患上抑郁症，是我的天性使然。但对我来说，抑郁症因大学生活的压力而加剧并爆发，就像妈妈说的，手臂骨折的人还想去参加掷铁饼比赛——这行不通。不可能行得通。因为手臂已经断了！断了！

我现在知道，我无法在这样的环境中应付自如。据《卫报》

2019年5月报道，自2016年9月以来，布里斯托尔已有12名学生自杀或疑似自杀。

不幸的是，在写这篇文章的时候，这个数字已增至13。13个像我一样被生活压垮的灵魂。我很幸运能够摆脱这一切，重新开始，脱胎换骨。

然而，不管这个决定多么令人感到解脱，它只是个开始。感觉自己站在一条新的道路上、世界充满机遇是一回事，但要实现这种巨变，不仅需要我自己，还需要我身边的每个人都彻底改变思维方式和心态。在我的一生中，"聪明的桥西"一直被灌输这样的信念：他会拿到一张纸，向世界证明他有多聪明。他会努力学习，拿到一堆学位，用肩膀挤开人群，在世界上闯出自己的路，开辟通往成功的大道。然而，我现在却在这里，重新开始，完全不知道这种新获得的自由意味着什么，以及我到底要用它做什么，毫无头绪。这是我从三岁起第一次离开学校。这有点像自由落体，既可怕又令人兴奋。我很担心把实情告诉爷爷奶奶。我觉得自己在某种程度上让他们失望了，但他们却无比支持我。

"我们只希望你开心，桥西。这是我们一直以来唯一的心愿……"

我立刻松了一口气。但我还是很难告诉陌生人和熟人，当他们问："哦，你在布里斯托尔上学，对吧？怎么样啊？"我会转移话题，含糊其词，还没准备好让全世界知道，并且仍然觉得这在某种程度上是一种失败。

但现在不会了。现在我会说:"上大学对我来说行不通。我离开了。我打算尝试走别的路。实际上,那里对我的心理健康很不利。"有趣的是,我一说出这些话,他们往往会跟我讲一个女儿/儿子/兄弟/朋友/邻居/表亲/伴侣的故事,他们也没有完成学业,通常也有过心理健康问题。他们通常会以这样一句话结尾:"这是他们做过的最好的事……"

我觉得很遗憾,如果不是我开启这个话题,这些隐秘的个人经验,这些普遍现象背后的道理,很可能不会被分享出来。

做了这个决定后,我搬回了家,事情开始慢慢变好。第一个也是最重要的改变是我调整了饮食,减掉了30多公斤。没错,减肥带来的身体好处是显而易见的:我看起来和感觉都更好了,但从心理上来说,我现在也明白了,给身体提供优质的燃料,比吃那些高脂肪的垃圾食品要好得多,那些东西让人上瘾,却对我迟钝的身心毫无帮助。我很少喝酒,如果喝的话,也只是在板球比赛或烧烤时来一杯啤酒,或者在庆祝的时候喝一杯,但想到要狂饮至失去意识,这个想法让我感到厌恶。

当然,如果我说我的精力一夜之间就恢复了,或者某天晚上我虚弱得连床头灯都没力气关就爬上床,但第二天早上醒来却像运动员一样充满活力和动力,双手击掌,然后在走廊里翻跟头,那该多好。但事实并非如此。

这更像是一种缓慢的伸展,一种逐渐的觉醒。事实上,它是如此缓慢,以至于一开始我几乎没有注意到这种变化。但后来有一天，我意识到自己更投入了，注意力也更集中了；只要别人说话简洁明了，我就能听进去并记住他们说的话；情况就这样持续改善着。我的眼睛似乎能睁开了，不再像我记忆中那样，总是半睁半闭，仿佛被眼屎糊住。当我意识到这些变化时，它给了我信心去寻找更多积极的方面，尝试更多的事情，采取更多的行动，感觉一切都在朝着正确的方向发展。

我只能把抑郁症比作身体受伤时的情况，突然有一天你意识到疼痛没那么厉害了，你不再每时每刻都想着它，疼痛也不会让你整夜无法入睡。正常的生活慢慢回归，直到你完全不再去想那个伤痛。我还没有完全达到那个状态，但正在接近。我不知道自己是否能够忽视已经在我大脑中占据一席之地的疾病，但它确实有所好转，缓解了一些。我能和它共处，它也能和我共处。

哦，还有一件事，同样发生得很缓慢，但与我刚生病时看待世界的方式完全相反。慢慢地，非常缓慢地，色彩开始重新出现——我不再生活在一个黑白相间、边缘带着灰色的世界里，我能看到蓝色的大海和天空，花坛里有粉色、红色、金色和橙色的花朵，田野上绿草如茵，我的未来呢？嗯，就连它看起来都很美好。倒不是说我有具体的计划，但只要看不到无尽的虚无延伸到永恒，就足够让我以不同的方式看待生活——这精彩的生活！我是一个在疾病束缚和尚未书写的未来之间徘徊的男孩，这令人兴奋。

在写这本书的时候，妈妈第一次详细地问我 2016 年 11 月那天那些药的事，我原以为那会是我人生的最后时刻——直到现在我们一直都在回避这个话题，我明白为什么。对我来说，回想这件事不容易。对她来说，想象这件事也很痛苦。我们决定把那次对话记录下来。

就是这些。

逐字逐句。

"桥西，想到你当时手里拿着那些药，我心里就很难受。"

"你为什么哭了？"

"因为我一想到这个就受不了。"

"天哪，这都过去三年了，妈妈！"

"对我来说不是，桥西。对我来说，就像今天发生的一样。每天晚上闭眼睡觉前，我都会想起这件事。我控制不住。"

"我不知道该说什么。"

"你什么都不用说。这就是我的感受。"

（尴尬地停顿……）

"好吧，来吧，你可以问我任何问题，我保证对你百分之百坦诚。"

"任何问题？"

"是的，任何问题。"

"你小时候，我和爸爸出去的时候，家里的台灯是谁打碎的？你说是有小偷闯进来打碎的，然后跑了。"

"本。是本打碎的。他练空手道的时候一脚踢到了。"

（我们都笑了）

"可怜的本，他不在这儿没法为自己辩解！好吧，呃……我确实想问你那次，那天，你……"

"继续问吧。但别再哭了。我跟你说，我真受不了你这样。"

"好的，我尽量，但我不敢保证。我想问你的是，为什么药到了你没立刻吃？相信我，我很庆幸你没吃，你知道的，天哪，当然！"

"我知道。呃……我不知道为什么没吃。我想那是很长时间以来我第一次感到自己能掌控局面，我想那可能是一种积极的感觉，知道自己有个选择。是的，那种能掌控局面的感觉。我告诉自己这是时机问题，我记得有那么一刻我在想谁会发现我，希望是邮递员，因为他看起来见过更多世面，而不是那个打扫公寓的好心女士。天哪，这想法很糟糕，好像不管谁发现你都不会受到巨大的刺激似的。但没错，我想我宁愿是邮递员而不是那位好心的清洁工。我肯定是想到这会让她受刺激。"

"你……你在心里和我或我们道别了吗？你有没有想过我们？"

（长时间的停顿……）

"我知道你希望我说我有。"

"我不一定需要你这么说，桥西。我只是在努力想象当时的情景。对不起。"

"如果你一直哭，我真的没法跟你聊这些事。这太让人受不了了。"

"是让人受不了！天哪，这真的太让人受不了了！"

"好吧，没有。"（桥西摇摇头）"我没想过你，或者西蒙，或者爷爷、奶奶，或者任何人，呃……"

"除了清洁工和邮递员。"

"对，你这么一说还挺奇怪的。我甚至都不知道他们的名字。"

"别误会我。我并不是想知道你心里有没有想着我。这不是关于我的事。我只是更想知道，是什么让你坚持下来的，天哪，我真的很感激那位打扫你走廊的好心女士，因为听起来她可能是你留下来的部分原因，即使你当时没意识到。"

"也许有一小部分原因吧。听起来有点疯狂。"

"你有没有想过汉娜（汉娜是我妹妹，是我生父和他伴侣艾玛的女儿）？"

"我想我后来想到她了。"

"当我回家后，开始感觉好一点的时候，我曾想，如果她需要我，或者有什么事，那我得状态好一点才能帮到她。但说实话，妈妈，即使我想到了汉娜，当时我也太迷茫了，这对我做决定没什么影响，并不会促使我做出不同的决定。"

（妈妈点点头）

"如果命运没有干预，当时只有你和那些药，你觉得会发生什么？你第二天会吃，还是再往后一天？"

"我不可能回答这个问题，对吧？我不知道。"

"那么，现在回头看，想想我们这些爱你的人——我们有很多人——你觉得如果你成功了，你的行为会很自私吗？造成这么多痛苦，一声不吭就走了，不给我们帮你或者告别的机会？"

"我能理解有些人会这么想，但这不算是自私，因为这意味着我是在神志清醒的情况下做出的决定，还在乎自己的行为对别人的影响。但根本不是那样的。我当时思维不清晰，根本没办法正常思考。我既痛苦又麻木。我会在那种混沌的状态下做这件事，几乎就像我不知道自己做了什么，这么说你能理解吗？就像你喝得烂醉，做了一些事却记不起来。就是那样，只不过我当时是清醒的。你为什么摇头？"

"太可怕了，桥西。这太可怕了。光是想想就让人受不了。"

"天哪，妈妈，你怎么又哭了？"

"我哭是因为我差点失去你，我甚至不能去想这件事。我爱你，桥西。"

"别哭了！你答应过的。"

"我没答应。我只是说我会尽量不哭。"

"那就再努力点！看在老天的分上！"


事实上，这段对话引出了一个很好的观点。我敢肯定，你们有些人会想，如果我真的一心求死，那我当时就会马上行动，对吧？我想要对你们说，这几乎就是这本书的全部意义所在：我想在那一天去死，但不一定第二天还想死。而这就是我要传达的信息：无论你感觉有多么糟糕，多么消沉，多么悲伤，多么崩溃，明天又是新的一天，你可能会有不同的感受，所以请你，一定要坚持住，就再坚持一下……给自己一点时间，再给自己一天，然后再一天，再一天……请一定要这么做！

# 第二十三章
# 最艰难的对话

阿曼达

> 于我而言，勇气意味着冲破那笼罩生命的阴霾——不仅要摆脱环境的桎梏，还要战胜生活的黯淡。这是一种对生命价值和转瞬即逝事物的执着坚持……我的勇气源于一种信念——对自己永恒韧性的信念——相信喜悦、希望和自然活力终会回归。在黎明抵达之前，我愿紧闭双唇，昂首凝眸，守望那一刻的到来。
>
> ——F. 斯科特·菲茨杰拉德

很明显，为了保护桥西的心理健康，离开大学是最好的选择。我和西蒙讨论了这件事，他告诉我，当他向桥西提出这个建议时，就好像送了他一份惊喜的礼物。桥西立刻就答应了，毫不犹豫。他没有什么具体的计划，但与每况愈下的心理健康作斗争相比，这个问题根本不算什么。一切都发生得非常迅速。决定很快就做出了，退学信也匆匆写完——至少给我的感觉是这样。我相信，实际上从他开始准备 A 级考试复习的那天起，某种程度上他就已经做出了这个决定。听起来难以置信，但千真万确的是，桥西做出决定的那个下午，我注意到他肩膀上的紧张感减轻了一些，走路也更轻快、更坚定了，不再像以前那样拖沓，不再试图拖延"到达"那个他不想去的地方。

那是美好的一天！非常美好的一天！

我听过有人给初入大学生活、感到不知所措的年轻学生提建议，说情况会好转，也会变得轻松，他们会找到自己的节奏，对很多人来说，这无疑是真的，但对桥西来说并非如此。对他而言，这一切太过沉重，实在难以承受。

**辍学了。**

**放弃了。**

**退学了。**

这些只是我听到别人用来形容他这个决定的部分词汇，我觉得这些词对那些想选择不同道路却又别无选择的人来说是非常不利的，我对此十分警醒。在讨论那些中途离开学业的学生时，我极其厌恶"辍学"这个词。"大学辍学生"带有如此负面的含义，暗示着失败，这只会增加压力和负面情绪，尤其是当一个人完全有权力改变方向或认为这条路不适合自己而选择离开时。其实在很多情况下，包括桥西的情况在内，这恰恰是最勇敢的举动之一：逆流而上，违背所有的期望或假设，尤其是当那个位置来之不易的时候；挑战他们一直为之努力的未来。我更愿意听到他们说"改变了主意""调整了人生计划""选择离开了学业""选择了不同的道路"……这些说法都更充满希望!

当学生们知道自己会被评判时,要做出可能最适合自己身心健康的决定已经够难了,更不用说还要去解释原因。而这还没考虑到一些学生背负的债务,尤其是在英国——即使你改变主意,债务依然沉重。被贴上"辍学生"的标签也让人觉得无端充满敌意,甚至有点残忍。天哪,你能想象吗?要是每次你换工作、搬家或者做了一个自认为是对自己有益的决定时,就被贴上"失败者"或者"半途而废者"的标签,那会怎样?难怪这会对心理健康造成损害!

甚至有人对我说:"太可惜了……这么聪明的一个男孩。"还有人说:"真的很遗憾。"

我不得不忍住反驳和讽刺他们的冲动:如果我儿子继续待在那个让他感觉到糟糕,甚至会自杀成功的环境里,那才是*"太可惜了……"*以及*"真的很遗憾"*。

所以,没错,那是非常非常美好的一天。尤其因为那天晚上桥西面带微笑地走进了客厅!那是一个真正的"露出牙齿"的微笑,我已经很多年没见过他这样笑了。他把手放在经常因焦虑而难受的肚子上说:"我有点兴奋。"

*兴奋!*我的天哪,这个词,还有其他很多词,都已经从他的词汇里消失了太久太久。它们之所以消失,是因为他没有使用它们的必要。像*"喜悦""自信""乐观""希望""积极""有*

动力""精力充沛"和"开心"这些词的情感，与抑郁完全相反。这感觉像是一个巨大的突破。当然，这仅仅只是第一步，但却是我们多年来一直盼着他迈出的第一步。我们没指望他很快就能跑起来，但这一天已经等得太久了。我们为此干杯庆祝。

我意识到，多年来桥西一直试图把自己的"方形脑袋"硬塞进一个圆形的洞里，这是一项不可能完成且令人不快、痛苦的任务，尽管我们这些爱他的人都用安慰、鼓励和支持的话语为这个任务提供了缓冲。现在回头看，我明白了，我们试图以自认为最好的方式，也就是我认为最好的方式去支持和帮助他，实际上可能在他做决定的时候扰乱了他的思维，以我自己"积极"的视角去解读他的感受。

"你可以做到的，桥西！"

"我们会全力帮你！"

"你超级聪明！"

实际上这些话反而阻止了他早点说出"这不适合我"，然后转身去追寻另一条路的可能，一条更有可能让他保持心理健康、更可能获得未知幸福的路。

对我出于好意每天施加给桥西的那些细微压力，我也有同样的看法，而他也证实这些压力并不容易承受。比如"你怎么样？""你感觉好点了吗？""你觉得什么时候能好起来？"这样的问题。我以前觉得这些问题可能会帮助他集中注意力，同时我自己也想知道答案。但现在我明白，这些问题恰恰是那种会加重抑郁负担的问题。当他们真的不知道如何回答时，会进一步带来心理压力。

于是桥西回家了，决定改变自己的人生轨迹：虽然不是欢天喜地地四处跑，但情绪确实有所回升。他开始合理饮食，特别注意避免摄入高糖或高脂肪的食物，转而选择优质蛋白质和大量蔬菜。他还把含糖的碳酸饮料换成了水——瓶装气泡水成了他的主打饮品。他开始更多地与人交流，问一些问题，好像真的关心我们的生活，回应我们时也不再只是点头、摇头、茫然地盯着或者简短地哼一声。他开始参与一些以前对他来说遥不可及的日常活动，那些我们大多数人都习以为常的事情，比如洗澡、泡茶和洗衣服。感觉他生活的方方面面都在进步。

桥西回家几个月后，我和父母去马略卡岛度了个长周末。我们离开的第一个晚上，正在吃晚餐时，西蒙打来电话。

"曼迪，是我，桥西在急诊室……"

他开门见山地说，我的脑袋嗡嗡作响，感觉地面向我压过来，要把我吞噬了。我的脚用力地踩住温暖的地面，以免自己从椅子上摔下去。西蒙接着说："他和朋友们在一起玩美式足球，不小心撞到了头，可能有点轻微脑震荡。"

我大声笑了出来，引得其他用餐者和我父母都盯着我看。西蒙也笑了，我们又一次身处不同的国家，紧握着电话，但这次分享的是一种截然不同的情感。现在我明白，对大多数人来说，听到儿子可能受伤并不是值得庆祝的事，但对我来说，却是幸福的时刻。我大大松了一口气,他去急诊室不是因为更糟糕的事情,而是他和朋友们在一起,还出门了……

"告诉他,他是个笨蛋!"我笑着说。

"我会的。爱你。"我能听出西蒙在微笑。

"我也爱你。"

就这样,从桥西开始出问题乃至我们整个家庭生活开始瓦解,已经快四年了。我们经历了很多,但最后依然挺了过来。虽然只是勉强挺立着。

桥西并没有完全康复。

桥西也没有完全治愈。

但他还活着,这就胜过一切。

担心他可能会输掉这场战斗的恐惧已经减轻了一些,我睡得更好了,也没那么焦虑了。但这种恐惧依然存在。我过去害怕,现在也害怕说错话或做错事,担心"错事"会成为压垮他的最后一根稻草,担心某个举动或某句话会让他冲动行事,让他吞下药片,拿起刀片……

对我来说,最糟糕的时候,感觉就像走在刀刃上,两边都是深渊,而且刀刃还在燃烧,我赤着脚走在上面,子弹如雨点般落下,我无法呼吸,头顶上有一条愤怒的龙盘旋着,却没有人能听到我呼救……没错,就是这种感觉。但现在呢?情况差不多,但我穿上了鞋子,而且我知道子弹是假的,我已经驯服了那条龙,我也找到了自己的声音。我可以呼救,*我可以大声呼喊!!!*

而且我打算这么做。

照顾桥西并解释他病情的这段经历，重塑了我看待抑郁症患者及其照顾者的方式，我知道，哪怕是最微小的理解，都会带来天壤之别的改变。我很清楚，许多人负面和怀疑的反应，对那些大脑已经在混乱和自我怀疑海洋中沉溺的人来说，是最糟糕的事情。我想说的是，这种事可能发生在任何人身上。它可能发生在你爱的人身上，也可能发生在你自己身上，我们都应该好好想想这个问题。

每当读到另一个年轻人过早离世这种熟悉又令人痛心的故事时，我就会感到一阵心痛。我会想到，如果自杀似乎是唯一或最好的选择，那个人当时一定感受到了难以想象的痛苦，但我也会想到他们的父母、兄弟姐妹、朋友以及身边亲近的人，我会想他们去世的时候，这些人在做什么。我会想到那些像我一样曾把襁褓中的婴儿抱在怀里的父母，他们无疑也低声许下了同样的祝愿、希望和梦想，希望他们的孩子将来能成为什么样的人……

我的心跨越千山万水，与他们同在。

我之所以会思考，患者离世时身边的人在做什么，是因为我知道，对我来说，也有好几次差点就到了"那一天"和"那一刻"。

自从公开谈论这本书的创作以及我儿子的抑郁症以来，我收到了一些学生的来信，他们只是想找个人倾诉，我为他们每一个人心碎。他们谈到了压力、焦虑、孤独和疲惫，还提到他们的父母要么不理解他们的压力，常常以为大学生活就是一场接一场的派对！要么他们不想让父母失望，意识到父母在情感和经济上的支持，以及对他们的殷切期望。他们谈到了这个快节奏、瞬息万变的世界，有个学生这样描述他的处境："就好像你会和遇到的每个人比较，社交、学业、各个方面。你看着他们取得的成就，然后想如果你们都去竞争一份工作，你和他们比，会表现得如何……"

无比悲哀。我已经五十多岁了，对我的同龄人来说，拿到学位几乎就意味着工作的保证。也许不是你真正想要的工作，但总归是份工作。而现在呢？每份简历上都写满优异的成绩和各种课外活动，比如会演奏一种乐器、会说四门语言，甚至还能在独轮车上耍电锯……与此同时，还得在社交媒体上展现出完美的形象。天哪！难怪他们压力这么大！

还有个学生告诉我："我感觉人在这里，又好像不在这里。我只是在机械地做事，但感觉不到自己是其中的一部分。我告诉了爸爸，但他说我已经很幸运了。我姐姐是护士，工作时间长、收入还低。他根本不理解我。我不知道接下来该怎么办……"

我真想马上开车到这个国家的另一端，把她揽入怀中。

至关重要的是，我们得努力揭开抑郁症那复杂的面纱，理清这团乱麻，让大家明白走到自杀这一步是什么感觉。作为父母、照顾者和教育者，我们需要退一步，问问自己真正希望孩子得到什么，因为在这个竞争激烈、残酷无情、充满评判的世界里，逼他们成功可能会让他们失去幸福，甚至更糟……

我希望我们开诚布公地给那些饱受疾病折磨、可能正在考虑自杀的年轻人传递一个信息。也希望能给爱他们的人一些指引。我犯过很多错：我曾经盲目自信，但我已经明白，不一定要急着去寻找解决办法。有时候根本没有解决办法，所以"做点什么"并不总是更好的选择。有时候我只需要倾听，保持冷静。我还明白，我们需要让那些最艰难的对话得以进行。我们需要消除围绕这个话题的尴尬和难堪，我们要敢于问："你有自杀的念头吗？你觉得今天想自杀吗？"这些问题很直接，可以用"是"或"不是"来回答。这样就能让帮助或干预及时跟上。这也不是一个关于进展或选择的问题，对思绪混乱的大脑来说，需要太多思考的问题反而会带来压力。"你感觉怎么样？"这个问题，患者很难回答，他们甚至都无法向自己解释清楚。

"你有自杀的念头吗？"这个问题，写起来容易，读起来也容易，但当你知道你爱的人很脆弱时，要向他们大声问出这个问题，实在是太难了。我特别理解这一点。我以前也害怕问。但和某个人，*随便什么人*，谈论这个问题，是预防自杀的关键。这是为了帮助患者度过自杀念头最强烈的黑暗时刻，就像桥西说的："事情会好起来的，而且通常都会好起来。"

西蒙和我都痛苦地意识到，要是当时少了那么一两个小时，或者在一瞬间做了不同的决定，桥西就不会在我们身边了，我们绝不能浪费这来之不易的第二次机会。没错，桥西一天天好起来，也越来越强壮，但目前我们还是会让他待在我们身边，至少现在

249

是这样。农场里他的房间永远是他的安全空间，当他觉得有需要的时候，他可以退回到那里；当世界让他觉得不堪重负时，他可以和他心爱的两只狗一起在那里找到平静。这样的日子偶尔还是会出现。桥西现在非常了解自己的抑郁症，他会留意自己的症状和诱因，我们也会留意。我也知道，给自己一些时间很重要，而且要提醒自己，如果我度过了美好的一天，甚至非常美好的一天，也不要有负罪感。桥西的抑郁症不应该一直笼罩着我。

如果我试着在这段糟糕的经历中寻找一线希望，我想还是能找到一些的。我和桥西的关系变得非常亲密，感觉自己对他了如指掌。我非常珍惜他。我们见过他最糟糕的样子，他也见过我们的，这让我们之间建立了深厚的情感纽带，我相信这只会让我们更加亲密。我觉得我们这个家庭，对什么是重要的有了更深刻的共识，我们知道幸福并不在于物质，而在于一些平凡小事，比如睡个好觉、泡个热水澡、喝杯好茶。

在过去几年里，我和西蒙像搭档一样，齐心协力全心全意支持桥西，我们的感情也更加稳固。虽然这并不容易，确实有那么一些时刻，照顾桥西带来的无尽疲惫让我怀疑我们是否能坚持下去。人们说，那些打不倒你的，会让你变得更强大，我想我们就是这样。我很珍惜西蒙，他是我在黑暗时刻支持我的伴侣，也是桥西的父亲——他为桥西付出了无数个不眠之夜，投入的关爱远超任何人的想象。

我知道这种支持会一直持续下去，但桥西也在努力。随着他抑郁症的阴霾逐渐散去，这不再像是一种负担，一点都不。我们为他感到无比骄傲，为我们的两个儿子感到无比骄傲。

人们还是不能完全理解桥西的病，经常会问：

"他为什么不找份正经工作？"

"他又在睡觉吗？"

"振作点，伙计，这世上还有更糟的事呢！！！"

这种语气很普遍，因为不管你喜不喜欢，这就是心理疾病患者需要面对的社会现实。我希望人们能在桥西的脑袋里待上一天，哪怕一个小时，这样他们就能感同身受，如果不能，至少也能理解。

人与人之间，我觉得这真的是我们唯一能要求的——就是理解——不是吗？

时间真是个奇妙的东西。人越老，时间似乎过得越快。有时候我坐在那里，看着镜子中的自己，意识到过去的岁月已经比未来的岁月多了，感觉就像一两年前我才生下桥西。我仿佛还期待着他小拳头里握着一只恐龙玩具，摇摇摆摆走进房间，尿布松松垮垮地挂在屁股上，对着我露出没有牙齿的笑。我听到门开了，看着镜子里儿子的身影，他现在已经是个男子汉了。我知道，从外貌上看，如果我能看到小时候的他长大后的样子，我肯定能认出他。但当我回想起过去几年桥西抑郁症最严重的时候，那空洞的眼神——仿佛灵魂被抽干，所有快乐都被剥夺后的空洞眼神……不，那个人我不会认出来。那几乎是不可能的，比我能想象到的任何事情都更可怕。

在他还小的时候，在那些自我怀疑的黑暗时刻，我有时会想，如果桥西受伤、生病或出了什么事，我该如何应对。那时我脑海中浮现的画面是儿子躺在医院的病床上，身上插着各种电线和管子，可能在睡觉，而我坐在椅子上，尽我所能鼓舞他的士气。如果当时有人告诉我，短短几十年后，桥西失去的、被砍掉的、被夺走的是他的光芒、动力、活力和生存的意志，那我会目瞪口呆。而这些问题，我相信，正是他的病初次发作时在我脑海中盘旋的那些问题。

我承认，我常常希望时光倒流，重新来过，总觉得在某种程度上，我可以改变一些事情，从而为桥西带来不同的结果。然后我就会想：我要改变什么？我又陷入了困境。我当然会做完全相同的事情，不知道有什么需要改变的，相信我正在尽最大努力做一个好妈妈。

桥西很善良，他一直都很善良。小时候，他无法忍受看到任何形式的不公正，而且不介意站出来发表自己的看法，即使他认为不公正的人是权威人士，比如老师，或者是一个更强壮、更年长的男孩。

我现在还能看到他坐在餐桌对面，我问他：

"桥西，你为什么要卷进去？"

"因为这不公平，妈妈！这不公平。"

桥西很早就给我上了一课，这几年对我大有启迪：有时候，有必要做正确的事，而不是容易的事。

我现在怀疑，这是否是因为他自己经常成为不公正的受害者，因为一些他无法控制的事情而被挑出来：比如有阅读障碍，或者在接球或跑得快这些在当时很重要的事情上无能为力。似乎他经常无法表达自己生活中感觉不公平的地方，但能迅速准备好为他人表达。这让我坚信，关于心理健康和识别弱势儿童的对话应该从小学教育阶段就开始。能够提供支持并阻止抑郁症的恶化，对个人、他们的家庭和社区来说都是好事。

我和桥西是截然不同的人，我通常都很快乐，任何胆敢落到我肩头的尘埃或抑郁愁绪，都会被我轻易拂去。我的快乐、积极向上的个性，似乎是与生俱来的。要是你问我的同龄人或家人，早上遇到满脸笑容、元气满满准备好迎接一天的我时是什么感受，他们会觉得这简直假得令人作呕，没错，显然在那些时候，我对生活的热情着实有些烦人。平心而论，我这种乐观的性格，不仅让我更难理解桥西的心境，我猜对他而言，这也是一种不必要的比较，放大了他难以捉摸的情绪。我是真心努力保持积极的心态，有意无意维持一种平衡——如果桥西情绪低落，我可以通过保持活力和积极，让家里达到某种平衡。但这并不总是可能的，很多时候他的情绪常常像一把大锤子，击碎了最阳光的想法和时刻。这对他来说也不容易，尽管我确定很多时候他自己并没有意识到这一点。

就像我们去佛罗里达那次。假期很美好，但对桥西来说不是。

我知道他尝试了，尝试融入，尝试表现出热情，但他眼窝下挂着疲惫肿胀的黑眼圈，在热闹的餐桌旁沉默寡言，我知道他宁愿待在任何别的地方而不是这里，这让人很心碎。我本以为自己做了件好事，带他去享受一番，结果却好像给了他两周的刑期。这让我们所有人都很沮丧。

有一天我们去了迪士尼乐园。我跟在他身后，盯着他耷拉的肩膀，不情愿的步子，每一步似乎都比上一步更沉重，我知道他只想睡觉。在迪士尼乐园，每个人都面带永恒的笑容，尽情享受欢乐时光，而他却如此消沉孤僻，这种反差让人毛骨悚然又痛心不已。那是快乐的人群海洋中唯一悲伤的脸，这对我儿子来说是个完美的隐喻，我的心在为他哭泣。

对桥西来说，状态不好的日子里，似乎是极度疲惫与抑郁的枷锁交织在一起，从空气中抽走了快乐，让我们都在压抑的氛围中挣扎。这样的日子很难熬。但谢天谢地，这样的日子越来越少了，我只要瞥一眼他左手腕上那道狰狞的伤疤，就会想起我们已经走了多远。

大约一年前，我和桥西乘车穿越布里斯托尔，回想起将近二十年前，他小时候我们去托儿所的时光。主要的不同在于，那天是桥西开车，我坐在副驾上，而且他现在留起了胡子。

"桥西，我记得你小时候说过，你想修剪唐斯草地的草坪。"我笑着说。

"我记得我说过！"

"你还记得你为什么这么想吗？"我问。

我想起当时他对我关于他未来成长的种种提议不屑一顾，我满心失望。

"*桥西！你可以成为任何你想成为的人！你很出色！任何事情！成为剧作家，或者探索太空的宇航员！想想看，你难道不想攀登高峰，或者成为一名外科医生，又或者演奏音乐吗？*"

此刻，我已长大成人的儿子望向窗外，看着那些驾驶着拖拉机式割草机、皮肤黝黑、面带笑容的人们。

"因为他们看起来很开心。"

"那现在呢？"

他耸了耸肩。"我还是觉得我想做类似的事。"

"嗯，你可以的。你可以做任何你想做的事。"

"我一直在想……"

"在想什么，桥西？"

"我挺想跟人们讲讲我的抑郁症。试着解释一下和它一起生活是什么样的感觉。"

"好吧，这需要勇气，我担心的是，这会永远给你贴上'抑郁症男孩'的标签。"

"妈妈，不管我告不告诉别人，我都是那个有抑郁症的男孩。"

"我想也是。你是怎么想的？"

"我可以写本书。"

"嗯，这对有阅读障碍的你来说是个挑战。要不我们一起写

255

本书吧,毕竟这是我们共同的故事。"

"没门!首先,这是我的故事;其次,我绝对、绝对、绝对不会和你一起做任何事,永远不会。你会把我逼疯的!"

"桥西,这里也有我的故事,毕竟我生了你。"

"没门,妈妈!绝对不可能。别想了。"

# 第二十四章
# 通往幸福的漫漫长路

桥西

> 真理往往在我们俯身低头，而不是凌空翱翔时降临。
>
> ——威廉·华兹华斯

抑郁症是那个把我推向自杀边缘、让我想要从地球上消失的"魔鬼"。这些话写起来容易，但背后的意义却很复杂。能获得恰当的身心治疗，多少有点像中了奖，真的太幸运了。要知道，英国国家医疗服务体系的预算中，用于儿童和青少年心理健康服务的部分总计不到 1%。

有些人很幸运，在资源紧张的医疗体系内能遇到给予关键帮助的医生和心理健康支持；而有些人则没那么幸运。在你思绪混乱时，最需要的就是确定、规律的日常生活，沉稳的安慰话语以及应对疾病的有效策略。我无法想象，要是没有充满爱的家人的支持，经历这样的事情会多么可怕，即便我并非总是渴望他们的爱与干预。然而，对无数正在受苦的人——成瘾者、无家可归者、孤独的人以及那些觉得求助无门的人来说，他们完全是孤立无援的。他们独自承受着污名，而且至关重要的是，他们离自我了断仅一步之遥。

我常常思考现代社会的自杀流行病，它正夺走年轻人的生命，而且数字仍在上升。具有讽刺意味的是，在这个充斥着持刀袭击、枪支泛滥以及媒体大肆渲染各种危险的世界里，父母常常警告孩子：

不要和陌生人说话！

不要搭陌生人的车！

在公共场所不要让饮品离开视线！

独自走夜路要小心！

不要吸毒！

令人难以置信且难以接受的事实是，最有可能谋杀你的人——是你自己！这一点在年轻男性身上体现得尤为明显。

根据《2018年英格兰健康报告》的死亡率趋势分析，在10至49岁男性群体中，自杀及不明意图的中毒或伤害已成为首要死因。为何有这么多的年轻男性选择自杀，这个问题很复杂，答案也同样复杂。我认为主要有下面几个因素。

我敢说，大多数学生都感觉自己不被需要。以我的经历来看，英国的大学文化是冷漠的、缺乏人情味的，本科教育就像加工厂，只知道收钱，却忽视了对人的了解和关心。这与电影中描绘的理想场景相去甚远，电影里学生和教授们会在校园里围坐在一起，进行激烈的辩论和交流。事实上，大学更像一个企业，而不是学习胜地。教师们时间紧迫，被要求多出成果、快出成果，学生们除了上课和偶尔参加辅导小组外，与教授们接触很少。这让建立人际关系变得困难，而良好的人际关系能帮助学院建立紧密的社群，让学生有归属感。对刚从备受呵护的中学环境走出来的大一新生来说，这可能是个巨大的冲击，尤其是许多人是第一次离家生活。有些人肯定感觉所有的支撑在同一时刻被生生切断了。

2017年，学生露西亚表示："我常常感到不堪重负。大学学业的压力、照顾自己的责任、社交活动以及生活压力堆积在一起，直到我无法承受，就像一座无法逾越的大山压在我的胸口。"

我完全明白那种感受。《卫报》的一篇文章《你并不孤单》详细讲述了学生们的心理健康故事："作为大一新生，你会不断被提醒，这应该是'你人生中最美好的时光'。当你感觉这是人生中最糟糕的时光时，你会感到内疚和压力，只能把这些负面想法藏在心里。""我在大学的头几周都躲在宿舍里哭，哭得眼睛都肿了。我想家，甚至不确定自己是否真的想待在那里。"

这种感受很普遍。大学生活当然可以很美好，可能是你人生中最美好的时光。但它也可能让人感到孤独，除了同伴系统外，没有真正有效的支持机制。新生周通常会有一个简短的讲座，一个可选择参加的入学教育，内容是让每个人有归属感，并提供求助热线号码，建议有困扰的人拨打。以我的经验，抑郁症患者很难开口求助，更不用说在觉得求助无意义的时候拨打匿名热线了。这些热线并非总是24小时服务，而许多学生是在工作日朝九晚五之外的时间陷入危机。而且,这些热线有时由学生志愿者而非专业人员运营,我质疑他们是否经过足够的培训,能够识别一个人的心理健康是否出现问题。

经济因素也是一方面。一名大学生的培养成本前所未有的高昂。学生不仅要在生活成本高昂的城市艰难生活,还要承担上大学的所有费用等。根据《金融时报》2019年1月的报道,"英国一名三年制学位的普通毕业生背负着超过5万英镑的债务,并面临高利率"。据《福布斯》2019年2月25日报道,4470万学生背负学生贷款。美国学生贷款债务近1.5万亿美元,平均每个学生负债33 557美元。

这对年轻人来说是巨大的压力,沉重的经济负担,尤其是当家庭为了孩子能上大学作出了巨大牺牲时。这是一把双刃剑:巨额债务肯定令人担忧,但无论你是否完成学位,债务都已产生,这使得退学变得更加困难。实际上,你可能会觉得自己白白背负了如此巨额的债务。

社交媒体也是我们这个时代的诅咒之一。在自我探索和发现的年纪,十几二十岁的年轻人承受着巨大压力,要以特定的方式呈现自己,以特定的方式生活,甚至吃的食物都须适合发在Instagram上!这当然很荒谬,那种完美生活几乎是无法实现的。我们大多数人看起来和感觉上都与那些似乎拥有一切的人截然不同,当你患有抑郁症或自我怀疑时,每天每时每刻都被完美却完全实现不了的标准狂轰滥炸,学生产生自卑和挫败感也就不足为奇了。

再就是我觉得人们对大学生活有着不切实际的期望。我们是追逐名利的一代，从小看着真人秀和各种竞赛节目长大，目标就是晋级下一轮、再一轮、再下一轮，出名、受欢迎、获得"点赞"就是一切。事实是，要获得任何程度的受欢迎都很难，但对许多人来说，这似乎就是目标。大学被誉为人生中最美好的时光，对那些没被邀请参加活动，或者没有庞大朋友圈，可能正感受着孤独寒意的人来说，他们会觉得其他人都在参加派对，而自己却未被邀请，这种想法会加剧他们的孤独感。

我们也是说得多、交流少的一代。我们需要时刻保持联系、获取最新消息、沉浸在网络中，我们盯着屏幕，但缺乏面对面交流的技能。当你是一个坐在键盘后的匿名用户，你可以成为任何你想成为的人，坦率地说，感到悲伤、害怕或有自杀念头，并不会在社交媒体给人留下深刻的印象。这些互动不仅让人感觉没有成就感，而且当你不习惯面对面交流时，将很难摘下面具，当你没有经验或信心时，也很难敞开心扉。

生活就像是一场毫无喘息空间的竞赛，竞争如此激烈，每个人都要成为佼佼者，要考上大学、取得优异成绩、找到工作、打败所有其他申请者，跻身有房一族（如果你非常幸运）、赚钱、拥有完美的感情、环游世界、赚更多的钱并成为赢家，同时还不能忘记以慈善的形式展示你的利他主义，并在各种有趣或异国情调的背景下自拍，炫耀自己的美丽！

在我的同龄人中，我看到他们因不得不承认自己考试不及格、成绩下降或表现不如预期而痛苦：这当然不是世界末日，但肯定会让人有这种感觉。在大学文化中，每个人都被简化为一个考生编号和一组成绩，承认失败仿佛是可耻的。我们经常听到"失败不是选项"这样的话，但在我看来，失败应该是一种选项。应该鼓励接受失败，将其作为从错误中学习的一种方式，把学生培养成全面发展的公民，而不是焦虑或抑郁的人。我更认同这样的观点：尝试了而失败，总比根本不尝试要好。在科学界，"失败"或"改变计划"正是我们了解哪些方法行不通的方式，让我们离发现可行的方法更近一步。我喜欢这种说法。

在学生生活的几乎所有方面，我们都在努力获胜，追求完美。那么，当你感觉自己不会赢，甚至连前十都进不了的时候，似乎干脆退出这场竞赛更容易，这有什么奇怪的呢？

人们也明显厌恶平庸。每个人都被告知他们可以成为伟大的人，他们所要做的就是穿对品牌、开对车、在对的设备上听对音乐、去对的俱乐部、找到对的女孩/男孩并赚到对的钱。所以，如果不符合这些理想标准，就是彻头彻尾的失败者。我们需要重新校准成功的定义，目前我觉得没有衡量标准，而且常常没有真相：如果我早知道失败和成为普通人也是可以的，我会过得更好。但同样，没有人会在社交媒体上展现真相。实际上，你是在将自己的平凡生活与别人精心挑选的精彩瞬间进行比较。

最后，我认为自杀率攀升的原因在于——越是目睹同龄人结束生命，就越有年轻人效仿。作为布里斯托尔大学的校友，2016至2019年间疑似有13名学生自杀的案例令我尤为痛心。当大量学生死于自杀时，这种行为会被悄然"正常化"，这对脆弱的青年群体构成实质危险，我担忧这种群体心理暗示。

我个人进出"地狱"的旅程持续了大约六年。虽然我还没有摆脱抑郁症，并且接受了可能永远无法摆脱的现实，但我现在能看到前方有一条路，或者更准确地说，我能看到前方道路有个弯道，尽管我看不到弯道后面是什么。信不信由你，这是一件好事，因为以前我只能看到那条漫长、笔直且通向虚无的永恒之路。现在出现的这个弯道带来了一个机会。在那个弯道周围，潜藏着一丝不同的可能性，一种新的感觉，一种改变的状态，这就足够了——我能看到弯道，要知道在我病情最严重的时候，我甚至无法看到明天。

对我来说，与抑郁症共存就和接受任何其他长期健康问题一样。我会尽我所能应对它，无论它在我面前抛出什么，始终保持领先一步，但我怀疑它并不会消失！

我不喜欢接下来要说的话，我对此并不感到骄傲，但我认为这很重要。

对我来说很重要。

这是事实。

我要忏悔，为一个可怕的想法忏悔，那就是：在生病之前，我从不相信有人会患抑郁症。

我曾觉得这不是真的。

我曾认为抑郁和心烦意乱差不多。我怀疑一个人的抑郁可能只是他的失望情绪,我还认为这可能是"太懒,什么都不想做……"的代名词。"抑郁症"这个词只不过是一个笼统的借口,事实上,我听到很多人都有这种想法。

我想说声对不起。我为自己缺乏理解道歉,我希望我的假设是真的,因为那比现实要好得多,现实就是这种疾病几乎夺走我的生命。

因此我很确定,当我使用"抑郁"这个词时,会有一大群人像我以前那样想:

"就继续生活呗。"

"真没用。"

"你有什么可抑郁的?"

"像个男人样儿!"——我非常讨厌这个词。对我来说,这是一种有毒的男子气概,让人回想起过去,那时男人是勇猛生物,女人则是情绪生物。谢天谢地,我们已经进步了。好吧,大多数人进步了,但还有很长很长的路要走。如果男人和男孩能少一些"像个男人样儿"的压力,更诚实地面对自己的感受,能敞开心扉、毫无畏惧地坦诚表达,毫无顾忌地寻求帮助,而不用担心被嘲笑或觉得表露情感有损男子气概,那或许年轻男性患抑郁症和自杀的概率就不会上升。

即使在我的抑郁症似乎得到控制的日子里,我也一直被一种永久的、挥之不去的羞耻感所困扰。我为自己的精神状态感到羞耻，尽管我知道我没有做错什么，也没有办法阻止它发生，但事实就是这样。我想我会一直背负着这种羞耻感，主要是因为我知道社会对心理疾病有普遍的偏见。就像一股难闻的气味，无论多少人告诉我它没事，但我知道它就在我鼻子底下，也在他们鼻子底下。这很可怕。

我把内心最深处的感受写在这本书里，让你看到。相信我，对一个连在公交车上买票或在咖啡店里点杯饮料都觉得困难的人来说，这绝非易事，但我想加入那些开始说"我会哭""我在受苦""我需要一点帮助"的男人和男孩行列。所以，关心一下你的朋友，问问你的队友，邀请那些沉默寡言的人，留意那些可能是社交焦点，但你知道他们只是戴着面具的人——我们需要让对话持续下去，将心理健康作为讨论的核心。

我喜欢这句话："你希望世界变成什么样子，你就先试着成为什么样子。"这句话真的引起了我的共鸣。我正在尽我最大的努力坦诚面对自己的感受、情绪和疾病，因为有一件事是肯定的：我们需要改变现状。

我需要改变现状。

一想到社会上对抑郁症的普遍看法，我就更想一个人躲起来。因为我知道那些没有经历过抑郁的人在想什么，即使他们没有说出口。这种认知加深了我的孤独感，又给自己增加了一份不公平且不必要的负担。对那些仍然持有这些想法的人，那些认为抑郁症是无稽之谈，或者可以通过一次愉快的外出或"让自己振作起来"就能解决的人，我想说：

抑郁症就像一股汹涌的海浪，把我冲倒在地。我没有预料到它的到来，我以为自己站在坚实的地面上。每次被海浪击中，我都会挣扎着爬起来，却被另一波更大的浪扑倒在地，筋疲力尽但永不停息。每个人都能挺过最初的几波浪潮，但当你数不清自己被击倒过多少次，感到虚弱不堪时，要重新站起来需要的力量远超大多数人的想象。

如果这种事能发生在我身上，也可能发生在你身上，而一点点善意和理解会有很大的帮助。但在某些方面，如果你们不理解抑郁症，我反而感到高兴，因为这意味着你没有经历过，我也不希望你或任何人知道那种真正可怕和孤立无援的感觉。

现实是，我卧床不起，花了近三年的时间服药、昏睡，并与各种医生和治疗师交谈，但每次就诊都让我比上一次更加灰心和沮丧——很多人根本不在乎，没时间在乎，当我再次讲述自己的感觉和上次就诊一模一样时，我能感觉到他们不耐烦的叹息。他们还期望什么呢？原地跳跃和撒彩纸庆祝吗？这是抑郁症，又不是感冒！他们唯一能做的，也是最后所做的，就是把我列入等候名单，预约下一次就诊，并给我开一张药物处方。这远远不够。对我来说，治疗师的帮助有点碰运气，我参加过几次精神科治疗，确实有帮助，但我很幸运。是的，我很幸运。

我生气吗？是的，我很生气——我的家人，爷爷奶奶、妈妈和西蒙就像胶带,勉强把我粘在一起,但这也让他们付出了个人代价。那成千上万没有像妈妈和西蒙这样安全兜底的人呢?如果他们的全科医生和我的一样糟糕,他们又该去何处寻求希望?我能想象他们现在的感受,我想对他们,对你说:坚持住!求你了,坚持住!

我希望我能推动关于抑郁症的对话,给那些受苦的人一线希望,尽管我患有抑郁症,但我仍然过着美好的生活,真的很美好!我觉得很难过,我遇到的大多数人都不愿意分享他们自己的故事、他们自己的痛苦,直到知道我的经历后。我相信,如果不是我开启对话并提出这个话题,这些个人信息,这些对普遍现象的洞察,是不会被分享的,这就是污名化的影响。

将我从悬崖边上拉回来的,是一些简单却意义非凡的事。如果生活让你觉得不堪重负,也正是这些事情,我想与你们分享:

- 尽量不要想太长远的事。
- 呼吸。深呼吸。继续呼吸。
- 别惊慌,一次只专注于一分钟、一小时。每熬过一个小时,都是了不起的成就。
- 不要拿自己和别人比较。没有什么,也没有任何人,比你的心理健康以及活着更重要。当下最重要。
- 喝水。
- 吃点东西。
- 洗个澡。

- 注意保暖。

对那些照顾抑郁症患者的护理人员、监护人或朋友，记住，就像对待任何身体疾病一样，正是这些小事能带来很大的不同。

- 确保他们有足够的水，或者给他们一杯茶。
- 带他们出去透透气，或者打开窗户。
- 静静地陪他们坐着，合适的话，提供一些能让人平静、分散注意力的消遣，给他们活下去的理由，提醒他们有哪些人爱着他们，以及他们存在的重要意义。
- 温和地谈论一些具体的事物，比如某一天、某件事。
- 传递充满希望和积极向上的信息。
- 握住他们的手。

这真的就像对待其他任何病人一样简单，因为当你被疾病困扰时，无论是精神上的还是其他方面的，往往是这些小事、满足基本需求的事，迈出一小步，就可能成为一个转折点。当床成了你的牢狱时，没有什么比钻进干净的床单更惬意的事了，洗个澡也能改变你对自己和周围环境的感觉。这些小小的善意和理解的行为，对抑郁症患者来说非常有帮助。

永远不要忘记，无论你是患者还是照顾者，你都并不孤单。此时此刻，有数百万人正在经历同样的事情，各行各业的人：Lady Gaga、休·劳瑞、J.K. 罗琳、埃米纳姆、斯蒂芬·弗莱、阿拉斯泰尔·坎贝尔、亚伯拉罕·林肯、温斯顿·丘吉尔、弗兰兹·卡夫卡、马克·吐温……他们都曾经或正在遭受抑郁症的折磨。每一个人都是如此。

如果你正在公交车、火车、地铁或飞机上，在教室、咖啡店、候诊室或海滩上阅读这些文字，请花点时间环顾四周：谁看起来像是在受苦？有人吗？还是没有人？很难看出来，对吧？因为有时候，那些笑得最响亮的人，可能正是痛苦最深的人。我很喜欢我读到的这句匿名名言："需要帮助的人，有时看起来和不需要帮助的人没什么两样。"这句话道出了一切。

抑郁症不会"歧视"任何人，它不在乎你的种族、信仰、肤色或性取向；它不在乎你的财富、政治立场或生活方式。

没有人能免疫。

抑郁症的特点是出现"脑雾"，这个时候所有理性建议都是大敌——那些头脑清醒的人可能建议的事情，往往正是患者最难理解或把握的。

现在，我的情况有所不同了。

我可能并不总是能控制住病情，但我接受了它。

如果有人问起，我会毫无尴尬地坦诚承认。它不是一种标志，也不是我的决定性特征，它是我生活的一部分。谁知道呢，也许在未来，它不过是漫长而成功人生中的一个注脚。但事实很简单：我就像战胜了一场身体疾病一样，从抑郁症中活了过来。主要的区别在于，大多数人曾经像我一样，觉得最好不要提及它，因为尽管这个话题如今能更自由地讨论，但仍然存在着污名。

**我们必须打破这种禁忌，消除这种污名！**

我希望我能说我的康复过程是迅速的、是彻底的，但并非如此。事实上，这是一个极其痛苦而缓慢的过程。我的精神痛苦并没有在一夜之间就消失，也没有什么灵光一现的时刻。对我来说，这就像是一个慢慢揭开的过程，直到有一天，我意识到阴霾在消散，也由此明白自己的感觉不再像以前那么糟糕了。

有一种感觉和我抑郁症最严重的时候一样强烈，那就是我的内疚感。无论我如何为自己的病找理由，或者别人如何告诉我这种内疚毫无必要，内疚感似乎都是众多挥之不去的伤痕之一。也许它会随着时间的推移而淡化，谁知道呢？

我的关节活动仍然受限，过去几年我还容易偏头痛，原因至今不明。偏头痛发作时，我会失明，感觉脑袋像被斧头劈开一样，稍有光线或声音就会呕吐。偏头痛可能会持续 24 小时，它即将发作的感觉真的很讨厌，因为我知道接下来会有多难受，而我对此无能为力。我并不惊讶自己会偏头痛，我是说，为什么不会呢？这不过是我大脑的又一个问题，又一种让我觉得脑袋完全一团糟的问题！

我的一些焦虑仍然存在：我发现有些事情会让我极度紧张，比如身处新的或不熟悉的环境，与陌生人见面，进行一对一的交流；我还是极其讨厌打开电子邮件和信件。我无法解释原因，但我觉得任何信息里等着我的，只会是坏事，所以无论如何都要避免。我知道这不合逻辑。

我很高兴地说，我不再过那种成天躺着的生活了，不再躺在床上盯着天花板，一秒、一分、一小时、一天天地数着时间，盼着日子过得快些，或者干脆停住。我几乎重新融入了社会。我会开车了，那种自由的感觉棒极了。我在工作，而且身体比以往任何时候都更健康。我有两只法国斗牛犬，多蒂和波波，它们鬼点子多得很，总能想出新奇巧妙的办法让我跟它们斗智斗勇。我充满活力，也有了动力，期待着接下来会发生什么。我的康复之路漫长而曲折，我想它实际上可能没有尽头、没有终点，但正是这条路引导我走向了运动、健身、减肥、大自然，痴迷于音乐，还爱上了我的两只小狗，这只是其中一部分。现在的生活感觉更像一场冒险，而不是一件苦差事。不久前我还如同行尸走肉，麻木不仁、冷漠地维系着生命，如今我能对生活或其他事情感到兴奋，这是巨大的进步。

我不知道自己的未来会怎样，又有谁知道呢？

事实是：我还在这里。我很高兴自己挺了过来。我改变了自己的生活，没有从地球上消失。

**我没有结束自己的生命。**

事实上，这是有生以来第一次，我踩在坚实的土地上，我希望就在这里待下去。

所以我在这里，写一本书——谁会想到，像我这样的人，桥西亚·哈特利，居然能做这样的事呢？

其实，是我！我觉得自己能做到……不过我又有点恍神了。

瞧！抑郁症就是会让人这样。

## 作者致谢

阿曼达，桥西

如果没有众多有志之士的远见卓识、支持与鼓励，这本书就不可能问世。他们全心全意地推动关于抑郁症和自杀这一艰难话题的讨论，竭力扭转人们对此的看法。

特别感谢 Little A 与亚马逊出版团队，尤其是编辑"佩佩"（维多利亚·佩佩·怀廷）与"逗趣花"（蒂凡尼·马丁），你们犀利无畏的编辑功力为本书注入灵魂！感谢多米尼克、约恩、劳拉、萨娜、贝卡、哈蒂以及所有与我们合作过的朋友。感谢你们的信任，让我们有幸成为亚马逊大家庭的一员——这个敢于在茶歇间探讨尖锐议题、为无声者呐喊的温暖集体。

感谢我们才华横溢的经纪人——PFD 公司的卡罗琳·米歇尔，她一眼洞见我们故事的价值，那句"这值得成一本书"至今回响。卡罗琳，永怀感激。

ED.PR 公关团队凭借其卓越的公关能力为这本书的出版提供了诸多帮助，你们超赞。

致我亲爱的家人，感谢你们允许并支持我们揭开这道触及每个人伤疤的沉重话题，以创伤为墨书写救赎。我知道这很痛苦，但你们的坦诚与奉献为本书赋予了无与伦比的价值。我爱你们。

桥西的挚友们，亚历克斯、奥利三兄弟、詹姆斯、贾斯珀、查理·布拉沃、罗布、路易斯、本和汤姆，在桥西最需要的时候，你们的友谊如同照进黑暗的光。谢谢你们。

诚挚感谢 Audible 有声书平台，不仅帮助将这部作品以有声书形式呈现，还在桥西最黑暗的日子里成为他的救星，用无数声音故事陪伴了他的孤单时光，对此我们万分感激。

感谢 P 博士，了不起的 P 博士！多年前，你给了桥西昂首挺胸、重拾尊严的理由。您或许永远无法估量自己给予这个家庭的恩泽。我们衷心感谢您。

致汉娜·巴纳娜，"香蕉女神"，请继续做自己，我迫不及待想见证你璀璨的未来。

麦克与艾姆，向你们表达爱意和感谢。永远爱你们，桥西。

最后，致桥西的朋友们：你们是我的天使，我的英雄，我爱你们每一个人，言语难以表达我对你们的爱。或许你们不知道，但你们确确实实救了桥西的命。我现在是，也永远会是一位心怀感恩的母亲。

（没错，我又哭了……）

## 译后记：
## 一个有力量的社会，允许妈妈们的无力

安许心

2025年2月的初春早晨，深吸一口气，是我熟悉喜欢的清冷味道。走在每天去上班的路上，博士毕业后已多年未见的宿舍姐妹小熊给我发了条讯息：

"许心，昨晚做梦梦到你了呢。你告诉我说你闭关写作，住在山上。我问你住在山顶、山腰还是山脚。你说住在山腰，因为既可上也可下。然后我到了你家，看到你在写蝴蝶的著作。我问你为什么会写蝴蝶呢，难道是因为蝴蝶象征着自由吗？你就笑笑不说话。"

眼眶一瞬间酸酸的。我真的在"写"这本关于"蝴蝶"的书，虽然是翻译。读博时我和小熊是无话不说的好姐妹。毕业后小熊回到了烈日炎炎的南国，我留在了冬日肃寒的北方。各自在生活事业里辗转，节日偶尔淡淡的问候，浅浅的想念。没想到会有这么玄妙美好的梦境，心有灵犀地体验着彼此的生命状态。

我怔了怔，简单回复："也许我们内心有一处都困在精神的牢笼里。"

小熊的回复也是寥寥几字："破茧成蝶，蝴蝶已经冲破牢笼。"

一瞬间，我决定把这段对话留下来："我要把这一段放在书的前言里。"

情深言浅，心意相通。背后是很多女性（其实不只是女性）面临着同样深重的无形枷锁，无法言说的在孩子与志业之间的挣扎，现实与理想岔路口的徘徊……

2018年炎炎夏日，我诞下一子。我依稀还能闻到那天猩红的血水、暖热的羊水、黏腻的汗水混杂在空气里的刺鼻味道。"深呼吸！""使点劲儿！""对，再使劲儿！"耳边还回荡着医生连绵不绝的叱喊。不知道是麻药早就失去了药力，还是开指的阵痛早已让我麻木。一片兵荒马乱中，肉胎终于在脏污中扯离我的身体。"闷月子"的痛苦接踵而来，堵奶的锐痛、侧切刀口发炎的痒痛、腱鞘炎的肿痛、调解家庭纷纷扰扰的脑壳痛、博士学业骤然中断的心痛……无法告诉任何人，也觉得没有人会理解，痛苦和孤独每一天每一夜都在噬咬我的身体和灵魂。

不知道怎么就浑浑噩噩熬着熬着过了整整一年。一年后，我重拾学业，跟随朋友修习书法，埋头读书写作，直到最后以家族和自我叙事为题写完博士论文，暂时找回自己的人生意义，在一定意义上完成身心疗愈和自我救赎，这也是我后来慢慢走向性别研究、家庭教育研究的起点。

2023年阳历最后一天,午后阳光透过窗纱斜斜洒在儿子倦睡的脸庞。我抬手摸他的额头,每每发烧,然然的单眼皮就会变成双眼皮。久烧不退曝催起嘴唇上火燥的皮。这个调皮的男娃,上周刚刚跑跑跳跳撞破了头,急急慌慌来到医院,医生让我死摁着他的头,冷静麻利地推麻药、穿针引线、包扎,缓缓压下了一个母亲的心惊。孩子的脸一半浴着光,一半暗沉。午后的阳光照得我有些恍惚,眼前开始走马灯:猝然离世的恩师强爷与层层叠叠的菊花和烛光,不断叩问生者来来往往的意义;打开又合上的电脑,屏幕上是大片需要我去填充的空白;手机微信群里此起彼伏的红点像小孩身上密密麻麻的红疹,刺痒难忍却抓挠不去;空气里孩子呕吐物的味道和我熏的艾香混合在一起;突如其来的耳石病带给我的眩晕与虚幻感……

我低下头,那一刻作为妈妈,我是无力的。事实上,在现实生活中,一地鸡毛的"无力"时刻要比游刃有余的"有力"时刻多得多。更糟糕的是,我还不是传统意义上的"好妈妈":我做家务手忙脚乱,做饭不是多加了水就是少放了盐;我神经大条,对孩子的需求不敏感,天天被孩子抱怨"坑娃";我对家人也不是那么体贴入微,是个任劳不任怨的主……而且,这不过是无数妈妈、也是所有"西西弗斯"不得不每天推上山顶又终将滚落的巨石,这是人的日常。

记录这些琐碎,书写这些甚至不能称为苦难的无力算不算无病呻吟?有没有意义?阿曼达写她养育孩子的过程,"就如同试图解开一道无解的谜题,既令人沮丧,又让人深陷其中";写她在异国他乡听到孩子意图自杀的消息时"感到胃里一阵翻涌"。我在这种迷惑和呕吐感里隐约嗅到了同类的存在。那是一种在妈妈快要撑不住的时候身心散发的特殊气味。这些日常的气味没有很快消散,而是经由一种自我凝视、自我回味,变成对庸常、对理所当然、对视而不见的不公平结构的反抗,以及对自我存在、对自我价值的体认与升华。

阿曼达没有像上一代母亲那样,选择埋头隐忍沉默不语,她们勇敢地承认自己的无力、自己的挣扎……短暂而锐利地在白纸上划下痕迹。阿曼达还用笔写下了一本又一本的书,从一个没有接受过高等教育、单身离异的妈妈,成长为女作家、演说家、电台主播……这些身份角色,与创造、照护另一个生命的母亲角色一样,具有不可言说的魅力,这种魅力,是再造、照护自我之生命的魅力,蕴含的是不向命运低头、不向困难低头、不向屈辱低头、不向压迫低头,要自己主宰命运的"造物主"力量。当然,在家庭领域与公共领域的辗转是艰难的,尤其是在性别问题、母职问题并没有变得更容易讨论、更容易解决的充满冲突的时代。

这也是我与这本书"一见如故"的原因。承认脆弱,恰是个体生出力量的开始;而允许和帮助个体表达无力,恰是一个更有力量的社会孕育而出的端倪。

感谢这本书的策划也是我的大学同学陈慧娜女士,她的善良、信任促成了我与这本书的缘分。

感谢作者 Amanda，她的文字远隔重洋给我带来了温暖和力量。虽然我们从未谋面，却通过文字惺惺相惜。

感谢作者 Josiah，我把他的名字翻译为了"桥西"，取古诗"云淡风微日未低，瘦藤扶到小桥西"中的"桥西"二字。因为他选择了一条少有人走的路，但最终实现了"林花过雨相争发，谷鸟无人自在啼"的淡泊心境。

感谢我的家人，他们把全部的爱都给了我和孩子。没有你们，就不可能有这本译作。

感谢亲爱的陈向明、郑新蓉、张莉莉、向蓓莉、康永久老师。这两年在抵御世俗压力的过程中，我身上长出了尖利的刺，是你们用最大的师者之爱护住了我的心脉，软化了我的戾气，我为之深深感激。

感谢敬爱的李强老师。您是给了我世上最弥足珍贵的"无条件的信任"的人，我永远永远想念您。愿您在天堂安歇。

感谢我的朋友尧选、艺璇，无论我是什么样子，你们都一如既往地支持我、帮助我。认识你们的时候，你俩还都是无忧无虑的单身人士，现在都各自成家立业，有了可爱的孩子，为你们的幸福感到开心。

感谢长辈王辉老师，在我转换研究领域、陷入研究迷途时，用最大的仁爱和耐心鼓励我、帮助我，帮我重拾了一点专业勇气和自信。

感谢我的师友老飞，他的智慧和理性总有四两拨千斤的力量。

感谢我的书画启蒙老师友华，带我领略、体验了一个纯粹无瑕的世外桃源，你和你的水墨世界的本真、自由，永如汩汩清溪，流淌在我的心底。

感谢可爱的自己——安许心，许你于阿曼达和桥西走过的心路、心声，许你我二次创作时对人生境遇的理解和升华，希望你有一天面临同样的困境时不至于心灵孤苦无依。昨日我们共淋雨，今朝予人撑把伞。许心如旧，生命常新。

安许心<br>2025 年 5 月 21 日于北师大教二楼

著作权所有，请勿擅用本书制作各类出版物，违者必究。

**图书在版编目（CIP）数据**

差点消失的桥西 /（英）阿曼达·普洛斯,（英）桥西亚·哈特利著；安许心译. -- 长沙：湖南教育出版社, 2025.9. -- ISBN 978-7-5754-1304-6

Ⅰ. R749.940.5

中国国家版本馆CIP数据核字第2025MH9458号

Text copyright © 2020 by Josiah Hartley and Lionhead Media Ltd.
All photographs are from the private collection of Amanda Prowse and Josiah Hartley, except image on page 266, copyright Evelina Polyakov. @evelinapolyakov
All rights reserved.
This edition is made possible under a license arrangement originating with Amazon Publishing. www.apub.com,in collaboration with The Grayhawk Agency Ltd.

湖南省版权局著作权合同登记图字：18-2025-119

CHADIAN XIAOSHI DE QIAOXI
## 差点消失的桥西

作　　者：阿曼达·普洛斯　桥西亚·哈特利
译　　者：安许心
出 版 人：刘新民
策划编辑：陈慧娜
责任编辑：胡　晓　黄康瑄
装帧设计：王媚设计工作室
出版发行：湖南教育出版社（长沙市韶山北路443号）
网　　址：www.jiaxiaoclass.com
微 信 号：家校共育网
客服电话：0731-85486979
经　　销：全国新华书店
印刷装订：长沙新湘诚印刷有限公司
开　　本：890 mm×1240 mm　大32开
印　　张：9.5
字　　数：195 000
版　　次：2025年9月第1版
印　　次：2025年9月第1次印刷
书　　号：ISBN 978-7-5754-1304-6
定　　价：59.80元

如有质量问题，影响阅读，请与湖南教育出版社联系调换。